研修医のための
実践 臨床麻酔マニュアル
― 大阪大学麻酔科研修マニュアル ―

大阪大学 教授
真下　節 監修

大阪大学 助教授
林　行雄 編著

執筆協力
川合　祐介　市立箕面病院麻酔科
住谷　昌彦　大阪大学麻酔科
山中　寛男　大阪大学麻酔科

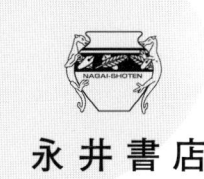

永井書店

監修のことば

　2004年よりローテーション方式の卒後臨床研修制度が新たにスタートした．卒後臨床研修カリキュラムでは，内科，外科および救急がコア・ローテーションとして1年目に必修化されている．そして，救急研修では一次ないし二次救急を研修するとともに，麻酔管理や集中治療の研修を通して広く・深く"救急"を研修することが認められている．

　ローテイション方式の卒後臨床研究が始まるまでは，わが国の卒後臨床研修は専門医を育てるための一過程に過ぎなかった．研修医は各科に入局しており，その研修方式は先輩である専門医が研修医に手取り足取りで診療方法を伝達していくという徒弟制度的なものであった．しかし，新しい卒後臨床研修制度のもとでの研修医の指導には，マニュアルを用いるのが最も効率的かつ患者さんに安全であると考えられる．診療現場において研修医が医療を学ぶということは，患者さんに未熟な診療行為を行うことであるので，正しい診療マニュアルに基づいた適切な指導がリスクマネジメントの観点から極めて重要となる．

　本書は，スタートした卒後臨床研修制度にあわせて，救急研修として麻酔科ローテイトしてくる研修医のために作られた麻酔実践マニュアルである．大阪大学麻酔科研修マニュアルを土台にして，林行雄助教授が若手麻酔科医の執筆協力を得て完成したものである．麻酔を研修するための最低必要な臨床知識とテクニックが分かりや

すく記載されている．麻酔科をローテイトする研修医諸君だけでなく，研修を指導するスタッフも是非一読されることをお勧めする．

　最後に，本書の発行にあたり，土台となった大阪大学麻酔科研修マニュアル執筆に関与された多くの先生方と今回新たに執筆頂いた先生方のご努力に，そして(株)永井書店社長　松浦三男氏のご厚意に心よりお礼申し上げる次第である．

　2004年盛夏

真　下　　節

序にかえて

　大阪大学麻酔科には，代々研修医から次代の研修医に受け継がれてきた麻酔マニュアルがある．その時々のスタッフが作成し，研修医の講義に用いたものや，研修医らが勉強会を開いて ASA refresher course や Miller の Anesthesia などの教科書をもとにさまざまな麻酔の問題点などをまとめてきたものが積み重ねられてきた．しかしながら，その内容はすべての麻酔管理を網羅しているものではなく，その体裁にも統一性がないまま受け継がれてきていた．研修医のスーパーローテートシステムを控え，ローテータ諸君にもすぐに役立つ麻酔マニュアルの作成が急務となり，そこでこれらのマニュアルをまとめて一つの冊子とし，これにあてることとした．もともとは大阪大学麻酔科の中だけの院内マニュアルとする予定であったが，折りしも永井書店さんのお力添えをいただき出版できる機会をいただいた．この場を借りてお礼申し上げる次第である．

　あらためてマニュアルをみてみると，世に出すには欠けているところも相当あることもわかった．そこで編者が大阪大学麻酔科に所属する川合祐介（現　市立箕面病院），住谷昌彦，山中寛男の3名の若手臨床医に手伝っていただき補充，追加した．ただ，従来から受け継がれたものはそれを作成したスタッフに敬意を表し，最小限の改訂に留めた．各章で体裁が若干異なるのもこのためであり，ご容赦願いたい．また，編者の専門分野である心臓血管外科麻酔のボリュームが多くなってしまったことも"ご愛嬌?"と受け止めていただけば幸いである．

　ご覧いただけたら分かるとおり，このマニュアルは麻酔の教科書ではなく実用書である．先にも記したように，そのエッセンスはASA refresher course や Miller の Anesthesia から得たもので

あり，それ以外の情報には参考文献をつけるようにした．

　伝統的に大阪大学麻酔科ではスタッフの個性が重視され，そのためそれぞれの麻酔方法にはスタッフ間の統一性が欠けていた．確かに麻酔にたったひとつしか答えがないとは思わないが，そのため研修医を迷わすということも多々あったし，逆に研修医からすればスタッフの器量を見比べる楽しみがあった．本マニュアルでは，スーパーローテートを前にして，それぞれの麻酔方法を統一的にすることも目的のひとつでもあり，麻酔方法については編者の考えをもってある程度統一化した．もちろん多少のご非難もあるだろうが，将来さまざまな意見を取り入れて，より実用的で有用なマニュアルに改訂して，再度世に問う機会が与えられれば，これに勝る喜びはない．

　2004年7月

大阪大学医学部附属病院麻酔科　クリニカルディレクター
林　　行　雄

目　次

第1章　麻酔科で使う薬剤 ・・・・・・・・・・・・・・・・・・・・・・・・・・・・・・・・・ 1
1. 前投薬 ・・ 1
鎮静薬 ・・ 1
1) ミダゾラム（ドルミカム®）/2) ジアゼパム（セルシン®）/
3) ヒドロキシジン（アタラックスP®）/
4) ドロペリドール（ドロレプタン®）
鎮痛薬 ・・ 3
5) 塩酸モルヒネ
ベラドンナ ・・ 3
6) 硫酸アトロピン
2. 静脈麻酔薬（麻酔導入薬）・・・・・・・・・・・・・・・・・・・・・・・・・・・・・ 3
1) サイアミラール（イソゾール®）/2) ケタミン（ケタラール®）/
3) ジアゼパム（セルシン®）/4) ミダゾラム（ドルミカム®）/
5) プロポフォール（ディプリバン®）
3. 鎮痛薬 ・・ 6
麻薬性鎮痛薬 ・・・ 6
1) フェンタニル（フェンタネスト®）/2) 塩酸モルヒネ
麻薬拮抗性鎮痛薬 ・・・・・・・・・・・・・・・・・・・・・・・・・・・・・・・・・・・・・・ 7
3) ブプレノルフィン（レペタン®）/4) ペンタゾシン（ペンタジン®）
4. 筋弛緩薬 ・・ 7
非脱分極性筋弛緩薬 ・・・・・・・・・・・・・・・・・・・・・・・・・・・・・・・・・・・ 7
1) ベクロニウム（マスキュラックス®）/2) パンクロニウム
（ミオブロック®）
脱分極性筋弛緩薬 ・・・・・・・・・・・・・・・・・・・・・・・・・・・・・・・・・・・・・・ 8
3) サクシニルコリン（サクシン®）
5. 拮抗薬 ・・ 9

1）ネオスチグミン（ワゴスチグミン®）/2）フルマゼニル（アネキセート®）/3）ナロキソン

6．吸入麻酔薬 ･････････････････････････････････････ 10
　ガス吸入性麻酔薬 ･････････････････････････････････ 10
　　1）笑　　気
　揮発性吸入麻酔薬 ･････････････････････････････････ 11
　　2）イソフルレン（フォーレン®）/3）セボフルレン（セボフレン®）

7．循環作働薬 ･････････････････････････････････････ 12
　昇　圧　薬 ･･･ 12
　　1）エチレフリン（エホチール®）/2）メトキサミン（メキサン®）/3）フェニレフリン（ネオシネジン®）/4）エフェドリン（エフェドリン®）/5）ドパミン（カタボン®，イノバン®）/6）ドブタミン（ドブトレックス®）/7）エピネフリン・アドレナリン（ボスミン®）/8）ノルエピネフリン・ノルアドレナリン /9）イソプロテレノール（プロタノール®）
　血管拡張薬 ･･･ 15
　　10）ニカルジピン（ペルジピン®）/11）ジルチアゼム（ヘルベッサー®）/12）ベラパミル（ワソラン®）/13）ニトログリセリン（ミリスロール®）/14）イソソルビド（ニトロール®）/15）ニコランジル（シグマート®）/16）ニトロプルシッド（ニトプロ®）/17）プロスタグランディンE₁（プロスタンディン500®）
　β 遮　断　薬 ･････････････････････････････････････ 18
　　18）ランジオロール（オノアクト®）/19）エスモロール（ブレビブロック®）
　Phosphodiesterase III 阻害薬 ･････････････････････ 20
　　20）ミルリノン（ミルリーラ®）/21）オルプリノン（コアテック®）

第2章　脊椎麻酔と硬膜外麻酔 ････････････････････････ 21
1．硬膜外麻酔 ･････････････････････････････････････ 21
　　1）原　理 /2）適　応 /3）禁　忌 /
　　4）実践硬膜外カテーテル挿入法 /5）合併症

2. 脊椎麻酔 ………………………………………… 29
　　1) 原　理 /2) 適　応 /3) 禁　忌 /4) 脊椎麻酔の実際 /5) 合併症

第3章　心臓血管外科手術の麻酔 …………………… 33
1. 後天性疾患 ……………………………………… 33
　　1) 術前評価と前投薬 /2) 麻酔管理
2. 先天性疾患 ……………………………………… 50
　　1) 肺への血流が増加しているケース /
　　2) 肺への血流が減少しているケース /3) 肺動脈閉鎖のケース /
　　4) Fallot 四徴症 /5) 大動脈縮窄症 /
　　6) Fontan Circulation を有する患者の麻酔
3. 大血管外科の麻酔 ……………………………… 57
　　1) 総　論 /2) 麻酔導入 /3) 麻酔維持 /4) 硬膜外麻酔の併用 /
　　5) 下行大動脈瘤における片肺換気 /
　　6) Total Circulatory Arrest/7) 腹部大動脈瘤破裂の緊急手術 /
　　8) 解離性上行胸部大動脈瘤破裂, 心タンポナーデの麻酔

第4章　心臓疾患を持つ患者の非心臓手術の麻酔管理 …… 62
1. 術前評価 ………………………………………… 62
　　1) 臨床予測因子の検討 /2) 患者の運動能の評価 /
　　3) 施行手術の評価 /4) 患者の総合評価
2. 術前の特定な循環因子の対処法 ……………… 65
　　1) 高血圧 /2) 弁疾患 /3) 心筋疾患 /4) 不整脈, 伝導異常 /
　　5) 植え込み式ペースメーカーとICD
3. 術前検査の追加について ……………………… 66
　　1) 心エコーによる左室機能検査 /2) 運動または薬剤負荷心電図 /
　　3) 冠動脈造影
4. Non-cardiac surgery の前の CABG と PTCA ………… 68
5. 周術期の薬物治療 ……………………………… 69
6. 冠動脈疾患を有する患者の麻酔 ……………… 69
　　1) 前投薬 /2) 麻酔導入 /3) 麻酔維持 /4) モニタリング /
　　5) 実際の麻酔管理 /6) 術後管理 /

7）冠動脈疾患のリスクファクターを有する患者の麻酔管理

第5章　小児麻酔総論 73
1. 術　前 73
   1）飲水指示 /2）前投薬 /3）術前診察のチェックポイント
2. 麻酔の準備 74
3. 麻酔の導入 76
4. 麻酔維持 77
   1）輸　液 /2）小児の血圧と脈拍
5. 麻酔からの覚醒と術後 78
   1）子供は醒めやすい /2）子供は吐きやすい /
   3）筋弛緩薬のリバース /4）その他
6. 小児の予定手術中止の基準 79
   1）発　熱 /2）下痢，嘔吐 /3）ショック状態 /4）貧血 /
   5）予防接種 /6）急性伝染病の罹患・接触
7. 新生児の麻酔 80
   1）胎児循環と出生時の変化 /2）新生児遷延性肺高血圧症 /
   3）低出生体重児の麻酔

第6章　小児麻酔各論 83
1. 先天性横隔膜ヘルニアの麻酔 83
2. 食道閉鎖症の麻酔 83
3. 十二指腸閉鎖症の麻酔 85
4. 幽門狭窄症の麻酔 85
5. 臍帯ヘルニアの麻酔 86
6. 先天性肺嚢胞症の麻酔 86

第7章　産科麻酔 87
1. 妊娠に伴う生理的変化 87
2. 帝王切開の麻酔 87
   1）術　前 /2）麻酔導入，維持 /
   3）帝王切開術の麻酔に関して知っておきたい用語

3．妊婦の一般手術の麻酔 ································· 89
　　　　笑気と胎児

第8章　呼吸器外科手術の麻酔 ······················· 91
　　1．術　　　前 ·· 91
　　2．麻酔導入と維持 ······································ 91
　　3．ダブルルーメンチューブ ····························· 92
　　　　1) 右用か左用か /2) サイズ /3) 挿管方法 /
　　　　4) 位置確認 (左用の場合) /5) 位置確認 (右用の場合)
　　4．実際の麻酔 ·· 93
　　　　1) ライン /2) 呼吸管理 /3) 輸液管理 /4) 術後痛と術後肺合併症
　　5．分離肺換気時の生理 ································· 95
　　6．再膨張性肺水腫 ······································ 96

第9章　重症筋無力症の麻酔 ························· 97
　　1．術　　　前 ·· 97
　　2．麻　　　酔 ·· 97

第10章　腹腔鏡下手術の麻酔 ························ 99
　　1．術　　　前 ·· 99
　　2．麻 酔 導 入 ·· 99
　　3．麻 酔 維 持 ·· 99
　　4．麻酔中の留意点 ····································· 100
　　　　1) 胃管の挿入 /2) 内視鏡操作時の留意点 /3) 気腹の影響

第11章　泌尿器科手術の麻酔 ······················· 103
　　1．経尿道的前立腺切除術 (TUR-P) の麻酔 ············· 103
　　　　1) 術前評価と前投薬 /2) 麻酔維持
　　2．経尿道的膀胱腫瘍摘出術 (TUR-BT) の麻酔 ········· 104
　　　　1) 術前評価と前投薬 /2) 麻酔維持
　　3．膀胱全摘・回腸導管の麻酔 ·························· 105
　　　　1) 術前評価と前投薬 /2) 麻酔導入 /3) モニタリング /

4) 麻酔維持 /5) 術　後
　4. 腎摘出術の麻酔 ･･････････････････････････････････ 106
　　　1) 術前評価と前投薬 /2) 麻酔導入 /3) モニタリング /
　　　4) 麻酔維持 /5) 術　後
　5. 前立腺全摘術の麻酔 ･･････････････････････････････ 108
　　　1) 術前評価と前投薬 /2) 麻酔導入 /3) モニタリング /
　　　4) 麻酔維持 /5) 術　後

第12章　整形外科手術の麻酔 ･･････････････････････ 110
　1. 整形外科の麻酔総論 ･････････････････････････････ 110
　　　1) 整形外科の手術の多様性と体位 /2) 輸血について /
　　　3) タニケット
　2. 整形外科の麻酔各論 ･････････････････････････････ 111
　　　1) 関節リウマチ (RA) /2) 脊椎の手術 /3) 股関節の手術 /
　　　4) 膝関節の手術 /5) 肩関節の手術 /6) 腫瘍 (tumor)

第13章　脳神経外科手術の麻酔 ････････････････････ 115
　1. 術 前 評 価 ･･････････････････････････････････････ 115
　2. 麻 酔 導 入 ･･････････････････････････････････････ 115
　3. 麻 酔 維 持 ･･････････････････････････････････････ 116
　　　1) 脳腫瘍の麻酔管理 /2) Clipping の麻酔管理 /
　　　3) 下垂体腺腫の麻酔管理 /4) 内頸動脈内膜剥離術の麻酔管理 /
　　　5) STA - MCA 吻合術の麻酔

第14章　消化器外科手術の麻酔 ････････････････････ 120
　1. 食道癌の麻酔 ･･･････････････････････････････････ 120
　　　1) 術前評価 /2) 前投薬 /3) 麻酔導入 /4) 麻酔維持 /
　　　5) 手術終了後 /6) 食道癌術後患者の麻酔
　2. 胃切除術の麻酔 ･････････････････････････････････ 122
　　　1) 術前評価 /2) 前投薬 /3) 麻酔導入 /4) 麻酔維持 /5) 術　後
　3. 肝臓切除術の麻酔 ･･･････････････････････････････ 124
　　　1) 術前評価 /2) 前投薬 /3) 麻酔導入 /4) 麻酔維持 /5) 術　後

4. マイルズ手術の麻酔 ･････････････････････････ 127
　　　1) 術前評価と前投薬 /2) 麻酔導入 /3) 麻酔維持 /4) 術後管理

第15章　眼科手術の麻酔 ････････････････････････････ 129

第16章　耳鼻咽喉科手術の麻酔 ･････････････････････ 130
　1. 扁桃摘出術の麻酔 ･････････････････････････････ 130
　2. マイクロラリンゴの麻酔 ･･･････････････････････ 130
　3. レーザー手術の麻酔 ･･･････････････････････････ 130
　4. 鼓室形成術の麻酔 ･････････････････････････････ 131
　5. 咽頭腫瘍の麻酔 ･･･････････････････････････････ 131
　6. 気道異物の麻酔 ･･･････････････････････････････ 131
　7. 気管切開（永久気管瘻）を有する患者の麻酔 ･････ 132

第17章　乳腺・内分泌手術の麻酔 ･･･････････････････ 133
　1. 褐色細胞腫の麻酔 ･････････････････････････････ 133
　　　1) 術前評価・前投薬 /2) 麻酔導入 /3) 麻酔維持 /4) 術　後
　2. 原発性アルドステロン症の麻酔 ･････････････････ 135
　3. 甲状腺機能亢進症の麻酔 ･･･････････････････････ 135
　4. Cushing症候群の麻酔 ･････････････････････････ 136
　5. 副甲状腺機能亢進症の麻酔 ･････････････････････ 136
　　　1) 低Ca血症 /2) 低P血症 /3) 低Mg血症
　6. 乳房切除術の麻酔 ･････････････････････････････ 137
　7. 糖尿病合併患者の麻酔管理 ･････････････････････ 138
　　　1) 術前評価と前投薬 /2) 麻酔導入，維持

第18章　緊急手術の麻酔 ･････････････････････････････ 140
　1. 緊急手術の問題点 ･････････････････････････････ 140
　　　1) マンパワーの不足 /2) 情報収集が困難 /
　　　3) 全身状態の把握が困難 /4) フルストマック
　2. 術前に得ておきたい情報 ･･･････････････････････ 141
　　　1) 患者の基本情報 /2) ルートチェック /3) 輸血の準備は？/

4）患者の既往歴の検索
　3．麻酔の準備 ･････････････････････････････ 141
　　　1）麻酔薬など /2）その他の器具など /3）病棟へのお願い
　4．麻酔の導入 ･････････････････････････････ 143
　　　1）患者の搬送 /2）挿管について

第19章　移植手術の麻酔 ･････････････････････ 145
　1．肺移植の麻酔 ･･･････････････････････････ 145
　　　1）ドナー（生体肺移植）の麻酔 /
　　　2）レシピエント（成人，おもに生体肺移植）の麻酔 /
　　　3）レシピエント（小児）の麻酔の留意点
　2．肝臓移植の麻酔 ･････････････････････････ 150
　　　1）ドナーの麻酔管理 /2）肝移植の麻酔（レシピエント）
　3．腎移植の麻酔 ･･･････････････････････････ 153
　　　1）ドナーの麻酔 /2）腎移植レシピエントの麻酔
　　　3）ABO メジャー不適合腎移植時の輸血について
　4．心臓移植の麻酔 ･････････････････････････ 159
　　　1）術前評価と準備 /2）麻酔管理

付　録　山中寛男の大阪大学麻酔科
　　　　　ローテーション・スターターマニュアル ･････ 165
　準備と片づけについて ･････････････････････････ 165
　知っておくと便利な知識 ･･･････････････････････ 180
　　ガンマ（μg/kg/min）の計算方法について
　　％濃度で表記されている溶液中の内容量の計算方法
　　人工呼吸器の設定についての考え方
　　究極の＜ヘルツ準備表＞

索　引 ･･･････････････････････････････････････ 185

1 麻酔科で使う薬剤

* 薬剤の投与量の単位で$\mu g \cdot kg^{-1} \cdot min^{-1}$の場合，大阪大学（阪大）では，この単位を慣習としてγと表現するので，本書では随所にこの単位を用いている．
* 薬剤については一般名のほかに括弧内に商品名を記入しています．
* 略語はimは筋注，poは経口，ivは静注を示す．

1. 前 投 薬

◆◆◆鎮 静 薬

1）ミダゾラム（ドルミカム®）

【特　徴】
・鎮静作用の強いベンゾジアゼピン系の薬．
・麻酔薬，麻薬の作用増強．
・順行性健忘作用増強．
・半減期1〜4時間（高齢者，重度肝機能障害患者で延長し，作用も増強するので注意）．
・禁忌：急性狭隅角緑内障，重症筋無力症．

【投与量】
・成人1〜2 mg, im（通常2 mg），入室60分前．
・高齢者（70歳以上）には減量（1 mg）もしくは投与しない．

2）ジアゼパム（セルシン®）

【特　徴】
・半減期が長い．
・ドルミカムと同様，ベンゾジアゼピン系の代表的な鎮静薬．
・ミダゾラムとともにフルマゼニルで拮抗される．

【投与量】
・5〜10mg，po（imはかなり痛いので用いない）．
・2時間前に経口投与．
・小児はセルシンシロップ 0.5mg/kg，po（極量 10mg）．

3）ヒドロキシジン（アタラックスP®）
現在はあまり用いない．
【特　徴】
・ヒスタミンH_1拮抗薬（抗アレルギー作用，気管支拡張作用）．
・軽い鎮静作用．
・麻薬の作用増強．
・制吐作用（＋）．
・拮抗薬なし．
【投与量】
・0.5〜1.0mg/kg，im（imは結構痛い）．

4）ドロペリドール（ドロレプタン®）
【特　徴】
・鎮静作用（6〜12時間持続）．
・意識下挿管などで用いるが，現在はあまり用いない．
・強力な制吐作用．
・αレセプター遮断作用（血圧低下）．
・副作用：錐体外路症状（ハロペリドールより少ない）．
・血圧低下，不整脈．
・禁忌：パーキンソン病，MAO inhibitor 服薬中，褐色細胞腫．
【投与量】
・0.05〜0.1mg/kg，im．
・制吐の目的では 0.625〜1.25mg，iv．

◆◆◆鎮痛薬

5）塩酸モルヒネ
【特　徴】
・強い鎮痛作用と鎮静作用．
・心筋酸素消費量を減少させるため心疾患患者の前投薬に向く．
・強い呼吸抑制に注意（息が止まることも）．
【投与量】
5～10 mg，im（高齢者では5 mgが適当）．

◆◆◆ベラドンナ

6）硫酸アトロピン
【特　徴】
・副交感神経阻害作用，相対的な交感神経優位（脈拍上昇）．
・唾液分泌抑制．
・緑内障を悪化させることがあるので眼科コンサルト．
【投与量】
0.5 mg，im．

2．静脈麻酔薬（麻酔導入薬）

1）サイアミラール（イソゾール®）
【特　徴】
・超短時間作用性バルビツレート．
・薬剤の再分布による血中濃度の低下によって作用は急速に失われる．（半減期は7時間前後）
・すみやかな導入，20秒以内．
・呼吸，循環抑制強い（心拍出量低下，末梢血管拡張による血圧低下）．
・心臓麻酔の導入には向かない．
・鎮痛作用（－）むしろ疼痛閾値を下げる（フェンタニルや吸入麻酔を用いて鎮痛）．
・禁忌：喘息（喉頭，気管支痙攣を起こすことがある）．

ポルフィリン症（プロポフォール，ケタミンを用いる）．
・脳保護の目的で術中に持続投与することがある．
　（250〜300mg，bolus iv 後，持続投与で40mg/kgまでできるだけ速やかに投与；このとき血圧低下などの循環抑制に注意して投与速度と量を調節．）

【投与量】
・麻酔導入時：5 mg/kg，iv．

2）ケタミン（ケタラール®）
【特　徴】
・解離性の麻酔導入薬（現在は，あまり導入薬として使用されない）．
・ショック時に使う（イソゾールのような循環抑制，呼吸抑制は少ない）．
・気管支拡張作用あり，喘息患者の導入に向く．
・気道分泌物は著明に増加．
・体性痛に対する鎮痛作用．
・悪夢をみる（ベンゾジアゼピンなどの併用で軽減される）．
　抜管時に暴れることがある
・脳圧，眼圧上昇作用あり（脳外では禁忌）．

【投与量】
・1 mg/kg，iv．小児のカテーテル検査では10mg/kg，im（昔の話）．

3）ジアゼパム（セルシン®）
【特　徴】
・循環抑制少ない（心臓麻酔の導入によく使用）．
・交感神経抑制するので血圧は低下する．
・鎮痛作用はない．
・呼吸抑制あり．

【投与量】
・5〜10mg，iv．

4）ミダゾラム（ドルミカム®）
【特　徴】
- ジアゼパムと同じベンゾジアゼピン系の薬剤.
- ジアゼパムとよく似た作用だが, 血圧はより低下する.
- 作用時間はジアゼパムより短く, 早期抜管をめざす心臓麻酔に用いる.

【投与量】
- 5 〜 10mg, iv.

5）プロポフォール（ディプリバン®）
【特　徴】
- 短時間作用性静脈麻酔薬で全静脈麻酔（TIVA）が可能.
- 制吐作用（＋）.
- 筋弛緩延長作用（−）, 鎮痛作用（−）のため, 筋弛緩薬, 鎮痛薬は吸入麻酔薬使用時より頻回に追加する必要あり.
- 個人差が大きく, 蓄積性は少ないとされるが長時間手術で醒めにくくなることがある.
- 老人や太っている人で醒めにくいことがあるので注意.
- 静注時に血管痛. iv用2％キシロカインの混注2 ml.
- HPVを抑制しない（片肺換気時に適する）.
- 頭蓋内圧低下する（脳外にも適する）.
- 脊椎麻酔, 硬膜外麻酔の際のsedation目的で使用することもある.
- 迷走神経刺激や徐脈に注意.
- プロポフォールの作用は個人差が大きく, 術中覚醒が起こりえる.
- アレルギーに注意（プロポフォールの溶媒に注意）.

【投与量】
- 導入に2 mg/kg, iv. 維持は8 〜 10mg/kg/hr. 状況によっては10mg/kg/hr以上. 正確を期す点からはBISを用いるのが理想（阪大にはあまりないけど）.

3. 鎮痛薬

◆◆◆麻薬性鎮痛薬

1）フェンタニル（フェンタネスト®）
【特　徴】
・モルヒネのおおむね100倍の鎮痛作用．
・呼吸抑制は強い．
・蓄積性あり，使いすぎると醒めなくなる（個人差が大きいが，目安として成人例で半日症例 3 A，1日症例 5 Aまで）．
・循環抑制少なく，心臓麻酔に使える．
・鉛管現象：ごくまれに筋のカタトニー様硬直を来すことあり．筋弛緩薬，麻薬拮抗薬の投与で寛解する．
・硬麻に使用も可．
・小児での使用はスタッフと相談してから．
【投与量】
・心臓麻酔（成人例）では導入時300〜500 μg，維持に合計10〜30 μg/kg．
・小児の心臓麻酔では導入に 5〜10 μg/kg，維持に20〜50 μg/kg（症例による）．

2）塩酸モルヒネ
【特　徴】
・術後鎮痛目的で硬膜外麻酔として主に使用している．
・副作用：呼吸抑制（硬膜外投与後 6〜12時間で作用ピーク）．
　　　　　便秘（消化管平滑筋の緊張亢進による蠕動低下）．
　　　　　尿閉（尿管，膀胱の緊張亢進）．
　　　　　低血圧，悪心嘔吐，皮膚掻痒感．
・ヒスタミン遊離作用（気管支喘息患者では注意，または禁忌）．
・Oddi括約筋収縮（胆石で疼痛ある患者には使わない方が良い）．
【投与量】
・硬膜外に 1〜4 mg投与（6〜24時間の鎮痛作用）．

・術後の持続投与：2〜5 mg/day.

◆◆◆麻薬拮抗性鎮痛薬
3）ブプレノルフィン（レペタン®）
【特　徴】
- モルヒネの20〜50倍の鎮痛作用.
- 作用時間が6〜8時間と長期にわたる.
- 催吐作用が強く，注意が必要.
- ナロキソンで拮抗しにくい.

【投与量】
- 1/2から1A，imでよく使われている.
- 硬膜外投与は0.2mg（1A）（高齢者では1/2A）
- 持続投与の場合：1 A/dayの量が1〜2 ml/hrで入るように，生食かマーカインで希釈して投与.

4）ペンタゾシン（ペンタジン®）
【特　徴】
- 鎮痛作用はモルヒネの1/2〜1/3程度のオピオイドレセプター部分作動薬.
- 鎮静作用は弱い.
- 病棟では1A（15mg）imでよく使われている.
- ナロキソンで拮抗できる.
- 局麻手術中外科の指示で投与することもある.

4．筋弛緩薬

◆◆◆非脱分極性筋弛緩薬
1）ベクロニウム（マスキュラックス®）
【特　徴】
- 3分で作用発現し，20〜40分持続（麻酔維持方法で異なる，揮発性麻酔薬は筋弛緩薬を少なくする）.
- priming principle 最初に少量を投与しておくと作用発現が速く

なる.
- ほぼ肝臓で代謝され,蓄積性なし(大量投与で残ることはある).腎障害患者でも比較的安全に使用できる.
- 吸入麻酔薬との併用で作用時間延長(1時間に1回追加程度で).
- プロポフォールのみのときは増強作用ない.
- 重症筋無力症の患者では使用しない.

【投与量】
- 導入時:0.1〜0.2 mg/kg,precurarization;1 mg.
- 維持:導入量の1/3〜1/5.

2)パンクロニウム(ミオブロック®)
【特　徴】
- マスキュラックスとほぼ同様の作用機序.
- 40〜80分効果持続し,蓄積性あり(手術が長いときに使用).
- 主に腎排泄性(透析患者には使用不可),肝障害患者では影響は少ない.
- 迷走神経遮断作用(心拍数上昇,血圧軽度上昇)があり,心不全患者ではベクロニウムより優る(心移植レシピエントなど).

【投与量】
- 導入時:0.1〜0.15 mg/kg,precurarization;1 mg.
- 維持:導入量の1/3から1/4.

◆◆◆脱分極性筋弛緩薬

3)サクシニルコリン(サクシン®)
【特　徴】
- crush induction に用いる(緊急手術,産科帝切).
- 作用発現が0.5〜1分と早く,効果持続時間は数分と短い.
- 異型コリンエステラーゼ血症では効果が延長.
- phase Ⅱ block(反復投与,多量投与で非脱分極性筋弛緩薬のように作用).
- 副作用÷fasciculation(繊維束攣縮);胃内圧と眼圧が上昇する.

対策として，ベクロニウムを先に少しだけ入れておく（pre-curarization）．
高カリウム血症(腎不全，熱傷，脊髄損傷，神経損傷，脳外傷では禁忌)，不整脈，悪性高熱症．

【投与量】
・導入時：1 mg/kg，ただしprecurarizationで用いるときは1.5〜2 mg/kg.

5．拮抗薬

1）ネオスチグミン（ワゴスチグミン®）
【特　徴】
・抗コリンエステラーゼ薬で筋弛緩薬のリバースに使う．
・抗コリンエステラーゼ作用により副交感神経のトランスミッターであるアセチルコリンが蓄積し，これがニコチン受容体に働き筋弛緩薬と拮抗するが，これが心臓などのムスカリニック受容体に働くと徐脈，気管支収縮，不整脈，低血圧などの副作用を招く．
・徐脈などの心臓の副作用を予防するために，アトロピンをその1/2〜1/3の量投与する（混注でも良い）．
・気管支喘息の患者では基本的には禁忌だが，症状が明らかでない場合はゆっくり注意深い監視下に投与してよい．
・原則として，筋弛緩が切れてから（自発呼吸が見られる，気管内吸引でバッキングする）リバースを入れる．

【投与量】
・通常，成人例ではアトロピン 2 A，ワゴス 5 Aで用いる．
・小児例では0.07〜0.1mg/kg．

2）フルマゼニル（アネキセート®）
【特　徴】
・ベンゾジアゼピン（ミダゾラム，ジアゼパム）の拮抗薬．
・ベンゾジアゼピン系薬剤による覚醒遅延の際に使用するが帰室

後もしばらくは観察が必要（初回静注による効果は45〜90分持続するが個人差大）．
・使用は必ずライターとの相談のうえで．
【投与量】
・1/2A，iv．点滴に残りを入れて最後まで投与．

3）ナロキソン
【特　徴】
・μ受容体のアンタゴニスト．
・μ受容体を介する麻薬による呼吸抑制，覚醒遅延，そのほか副作用に対する拮抗薬で，フェンタニル，モルヒネの作用を拮抗できる．
・うまくtitrationすれば，呼吸抑制を拮抗できる量では鎮痛効果までは拮抗されない．
・作用時間が15分〜30分と短いため，帰室後に注意が必要．
・大量投与により血圧上昇，頻脈を来すことがある．
・使用は必ずライターとの相談のうえで．
【投与量】
・0.05〜0.1mg，iv．様子を見て追加する．

6．吸入麻酔薬

◆◆◆ガス性吸入麻酔薬

1）笑　　気
【特　徴】
・MAC105，血液/ガス分配係数0.5（導入，覚醒早い）．
・揮発性麻酔薬との併用で使用．
　　単独より低濃度で同程度の麻酔深度がえられる．
　　second gas effectにより導入，覚醒が早くなる．
・閉鎖腔に溜まるため，イレウス，ブラ，気胸がある場合や開心術など血管に空気が入りやすいときは使用を避ける．
・眼科手術の既往のある患者では手術術式を確認し，眼球内に空

気が封じ込めている場合は笑気は禁忌．
- 鎮痛作用強い
- 助燃性あり（声帯ポリープなどの上気道のレーザー手術では笑気は使わない）．

◆◆◆揮発性吸入麻酔薬

2）イソフルレン（フォーレン®）
- MAC 1.15（70％笑気下で 0.5）．
- 刺激臭強い．小児の slow induction には使用しない．
- あらゆる血管拡張（反射性の頻脈）．
- 脳血流量増加，脳酸素消費量減少ため，脳外科手術に用いられる．
- 血圧は低下するが，心拍出量は維持される．
- 生体内代謝率 0.2％と最も低く，臓器障害が少ないので何度も使いやすい．
- 肝腎障害時の麻酔に使用できる．
- 肝血流量が維持されるので，肝切の麻酔によい．
- 虚血性心疾患患者では coronary steal の発生が危惧．

3）セボフルレン（セボフレン®）
- MAC1.71（70％笑気下で 0.61）．
- 導入，覚醒が早い（B/G 分配係数 0.63）．
- 他の揮発性麻酔薬と比べると刺激臭弱い；slow induction に適する．
- 血圧低下，心拍出量の低下．
- 代謝産物による腎障害の可能性が示唆されていたがほぼ否定的．
- 海外でまれに呼吸回路内での発火の報告あり，要注意．
- Coronary steal の発生は否定的．

7．循環作動薬（心臓外科手術の麻酔も参照）

◆◆◆昇　圧　薬

1）エチレフリン（エホチール®）
【特　徴】
- βアゴニスト．
- β_1作用によりHR↑，心収縮力↑．
- ただし投与直後はβ_2作用による血管拡張により一時的にBP↓
- 短時間作用性：繰り返し投与しなければならなければカテコールアミンの持続投与に代える．

【投与量】
- 1〜2 mgずつiv｛1 A（10mg/1ml）を10mlに希釈（→1 mg/ml）し，1〜2 ml投与｝．

2）メトキサミン（メキサン®）
【特　徴】
- 短時間作用性の選択的α_1アゴニスト
- α_1作用による血管収縮（SBP，DBPともに↑）
- 心臓刺激作用は少ないので，心筋酸素消費量をあまりあげないで昇圧するため，DBP↑により冠灌流も↑；虚血性心疾患患者の麻酔に便利．
- 圧受容体反射によりHRは↓．

【投与量】
- 1〜2 mgずつiv｛1 A（10mg/1ml）を10mlに希釈（→1 mg/ml）し，1〜2 ml投与｝．

3）フェニレフリン（ネオシネジン®）
【特　徴】
- 短時間作用性で選択的α_1刺激薬でメトキサミンと同じ．

【投与量】
- 0.1〜0.2mgずつiv｛1 A（1mg/1ml）を10mlに希釈（→0.1 mg/

ml) し，1～2 ml 投与｜．

4) エフェドリン（エフェドリン®）
【特　徴】
・直接作用としては β アゴニスト作用だが，交感神経終末よりノルエピネフリンの分泌を促し，間接的に α 受容体にも作用するため間接カテコールアミンと言われている．
・$α_1$ 作用と $β_1$ 作用が混合して働き血圧↑，心収縮力があがる．
・子宮血流量は保たれるため妊婦の昇圧に適切（帝切の麻酔）．
・$β_2$ 刺激による気管支拡張作用

【投与量】
・5～10mg ずつ iv｜1 A（40mg/1ml）を 8 ml に希釈（→ 5 mg/ml）し，1～2 ml 投与｜．

5) ドパミン（カタボン®，イノバン®）
【特　徴】
・投与量に伴い作用形態が変化する．
　①1～3 γ：弱い β 作用と D_1 受容体刺激作用による腎動脈拡張作用（利尿効果はあるが，腎機能保護作用はない）．
　②3～5 γ：β 作用が主な作用．用量をあげるにつれ，$α_1$ 作用も認められる．心収縮力の増強と弱いながらも血管収縮作用．
　③5～10 γ：強い β 作用と α 作用の混合作用．強い収縮力増強と血管収縮による昇圧作用．
　④10 γ 以上：β 作用に比して α 作用が強く出て，血管収縮が強く起こる．

【投与量】
・原則的に中枢ルートから投与するべき．
・初期量 5 μg/kg/min（以後 γ と略す）
　①イノバンでは 1 A（100mg/5ml）を 20ml に希釈．50kg の人なら 3 ml/hr → 5 γ となる．
　②カタボンでは体重の 10 分の 1 を 1 時間持続投与の設定で 5

γとなる．50kgの人なら 5 ml/hr → 5 γとなる．

6）ドブタミン（ドブトレックス®）
【特　徴】
・選択的なβアゴニスト，主にβ₁作用：心収縮力を増大，CO↑，HR↑．
・β₂作用により末梢血管拡張するため血圧↑はドパミンが勝る．
・肺血管拡張作用（＋）：肺うっ血の強い心不全によい適応．

【投与量】
・末梢ルートより投与できる唯一のカテコールアミン．
・初期量 5 γ．
　　1 A（100mg/5ml）を20mlに希釈．50kgの人なら 3 ml/hr → 5 γとなる．

7）エピネフリン・アドレナリン（ボスミン®）
【特　徴】
・強力なβ作用（β₂＝β₁）：心収縮力，HR増加．
・β₂作用による末梢血管拡張作用．
・大量投与時はα作用による血管収縮が起こる．
・DOA，DOBの併用においても，心機能の改善が充分でない場合や心肺蘇生時（0.5mg～1 mg）に使用．
・気管支拡張薬として気管支喘息発作時にも使用される．

【投与量】
・初期量 0.05 γ．
　　1 A（1mg/1ml）を20mlに希釈．50kgの人なら 3 ml/hr → 0.05 γとなる．

8）ノルエピネフリン・ノルアドレナリン
【特　徴】
・主な作用は強いα作用だが，β作用（β₁＞β₂）もあり，心収縮力↑と血管収縮による血圧の上昇．
・α₁作用の血管収縮（SVR↑）が強く出る→HR↓，CO↓となる

こと多いが，β作用により心拍出量が保たれるか上昇することもある．
・細菌性ショック時のように，末梢血管拡張により低血圧が起きるケースではよい適応．

【投与量】
・初期量 0.05 γ（原則的に中枢ルートより）．
　　1 A（1mg/1ml）を 20ml に希釈．50kg の人なら 3 ml/hr → 0.05 γ となる．

9) イソプロテレノール（プロタノール®）
【特　徴】
・非選択的 β 刺激薬．
・心収縮力，HR ↑（小児開心術後でよい適応）．
・刺激伝導系への作用が大：高度徐脈，完全 A - V block で適応（1A/20ml にして 1 〜 2 ml から投与）．
・末梢体血管拡張も強い（DBP ↓→心筋酸素消費量↑と合わせて心筋虚血悪化）．
・肺血管拡張（PH を伴う右心不全の治療）．

【投与量】
・初期量 0.005 γ 〜 0.01 γ．
　　1 A（0.2mg/1ml）を 20ml に希釈．50kg の人なら 3 ml/hr → 0.01 γ となる．

◆◆◆血管拡張薬

10) ニカルジピン（ペルジピン®）
【特　徴】
・短時間作用性 Ca チャンネル阻害薬．
・即効性で強い血管拡張作用を持つが心臓に対しては作用は少ない．
・一過性の高血圧のコントロールに最適．
・脳血管拡張作用（＋）→頭蓋内圧亢進急性期の使用には議論があるが，血圧のコントロールにはよく用いられる．

【投与量】
・ショットの際は1回0.5mg〜1mgをiv（1A：2 mg/ 2 ml）．
・初期量1γ：原液（10mg/10ml）を使用して，50kgの人なら3 ml/hr→1γとなる．

11）ジルチアゼム（ヘルベッサー®）
【特　徴】
・選択的冠血管拡張作用を持つCa拮抗薬．
・CABGの動脈グラフトの血流維持に有効．
・房室伝導抑制作用も強く，HRが減少（高度徐脈，A‐V blockに注意）．
【投与量】
・初期量0.5〜1.0γ．
・1V（50mg）を50mlに希釈，50kgの人なら3 ml/hr→1γとなる．

12）ベラパミル（ワソラン®）
【特　徴】
・とくに上室性頻脈に有効．
・房室伝導抑制作用が一番強いCa拮抗薬．
・血管拡張作用もあり，血圧低下が起こりやすい．
【投与量】
・1A（5 mg）を5 mlに希釈し，1 mg（1 ml）ずつ投与．

13）ニトログリセリン（ミリスロール®）
【特　徴】
・代表的な亜硝酸剤で冠動脈を拡張．冠スパスムなどの心筋虚血時には迷わず投与．また，心筋虚血の可能性が否定できない症例には習慣的に予防投与するが，その効果はどちらかといえば否定的．
・静脈系の拡張により前負荷を軽減，血圧低下．
・細動脈拡張作用もあり．

・肺血管拡張によりPH改善することも．
【投与量】
・初期量0.5γ，原液（1A：5 mg/10ml）を使用して，50kgの人なら3 ml/hr→0.5γとなる．
・ニトロ専用の延長チューブを使用．
・スパスムや心筋虚血時は原液1 ml を bolus，改善しなければ繰り返し投与．

14）イソソルビド（ニトロール®）
【特　徴】
・ニトログリセリンとよく似た亜硝酸剤で薬理効果はほぼ同じ
・ニトログリセリンに比べて循環作用は軽微
【投与量】
・初期量1.0γ，原液（1A：5 mg/10ml）を使用して，50kgの人なら6 ml/hr→1.0γとなる．

15）ニコランジル（シグマート®）
【特　徴】
・ATP感受性Kチャンネル開口薬
・いわゆる ischemic preconditioning を薬理学的に作るとされるが麻酔中の効果は未定．
・選択的冠血管拡張作用があるが，体血圧には大きな変動がない．
・冠動脈疾患患者で経口薬は有効（IONA study）[1]とされるが，周術期管理ではまだ報告がなく，有効性が示される可能性がある．
・血管のATP感受性Kチャンネル開口により血管拡張作用をもつが，ニトログリセリンやイソソルビドに比べて軽微と考えられている．
【投与量】
・初期量1γ；2V（24mg）を24mlに希釈，50kgの人なら3 ml/hr→1γとなる．

16）ニトロプルシッド（ニトプロ®）

【特　徴】
・亜硝酸剤で血中での代謝でNOを放出することにより，あらゆる血管を直接拡張する．
・即効性（30秒で効果発現，2分以内に最大効果）．
・短時間作用性（投与中止後約3分で効果消失）．
・血管拡張作用は強く，褐色細胞腫の麻酔によく用いる．
・副作用：シアン中毒（代謝過程でCNイオン放出するため）．

【投与量】
・初期量 0.5〜1.0 γ．
　1A（6 mg/2 ml）を12mlに希釈，50kgの人なら3 ml/hr→0.5 γとなる

17）プロスタグランディン E_1（プロスタンディン500®）

【特　徴】
・血管平滑筋に直接作用して強い血管拡張，肺動脈拡張作用も認められる．
・肝，腎などの重要臓器血流を保ったまま降圧できるとされるが，これらの臓器の保護となるかは未だ未解決．
・肝臓切除の際に投与する．
・肝臓移植，腎移植，肺移植に使用される．
・その他，肺血管拡張（肺高血圧に対して），末梢血管拡張，新生児の動脈管拡張，遊離皮弁移植後の皮弁血流維持などで使用．

【投与量】
・初期量 0.01〜0.02 γで血圧が保たれるなら増量可．

◆◆◆ β 遮 断 薬

18）ランジオロール（オノアクト®）

【特　徴】
・国内産の短時間作用性，選択的 $β_1$ 遮断薬．
・半減期は4分，だが作用時間は10〜20分．
・頻脈や頻脈性不整脈に適応．

・脈拍は確実に低下させるが，血圧の低下はそれほどでもないのでエスモロールに勝る薬剤．特に低血圧時の頻脈の改善にも使用できる．
・小児への投与は確立されていない．

【投与量】
・保険適用は持続投与だが，ボーラスによる投与も可能．
・ボーラス時は0.1mg/kgをまず投与．
　｛1 A（50 mg）を10 mlに希釈，50kgの人なら1 ml→0.1mg/kgとなる．｝
・持続投与による頻脈制御は40 γから始めて脈拍の変化にあわせて投与量を増減．
・周術期の心筋虚血予防には，5 γから始めて脈拍を80bpm以下にコントロールできるように投与量を増減．

19）エスモロール（ブレビブロック®）
【特　徴】
・短時間作用性選択的β_1遮断薬．
・半減期は9分だが，作用時間30分前後．
・適応はランジオロールと同様だが，ランジオロールに比べて血圧低下作用が強く出るので注意が必要．脈拍を下げる目的だけならば，ランジオロールが勝る．
・脈拍は確実に低下させるが，血圧の低下もほぼ同程度で起こるので，頻脈と血圧の上昇が見られる場合にのみ使用（たとえば抜管時）．

【投与量】
・保険適用はボーラス投与だが，持続による投与も可能．
・ボーラス時は0.5mg/kgをまず投与．｛1 A（100mg）原液で，50kgの人なら1 mlで0.1mg/kgとなる．｝
・周術期の心筋虚血予防には10 γからはじめて脈拍を80bpm以下にコントロールできるように投与量を増減（ここでも血圧低下に注意）．

◆◆◆ Phosphodiesterase III 阻害薬

20）ミルリノン（ミルリーラ®）
【特　徴】
- 心筋，血管平滑筋におけるcAMPを分解する酵素であるホスホジエステラーゼIII阻害薬でcAMPを増加させ，強心作用と血管拡張作用（末梢血管も肺血管もともに拡張）を発揮する．
- HR，心筋酸素消費量はあまり変わらない．

【投与量】
- 0.2〜0.5 γで持続投与．

21）オルプリノン（コアテック®）
【特　徴】
- 心筋，血管平滑筋におけるcAMPを分解する酵素であるホスホジエステラーゼIII阻害薬でcAMPを増加させ，強心作用と血管拡張作用（特に末梢血管を拡張）を発揮する．
- ミルリノンに比べて血管拡張作用が強く現れ，心収縮力増加と相まって心拍出量は大きく増加する．しかし，血管拡張作用は体動脈に著明で肺動脈については明らかではない．

【投与量】
- 0.1〜0.2 γで持続投与．

参考文献
1) The IONA Study Group：Impact of nicorandil in angina（IONA）randomised trial．Lancet 359：1269-1275, 2002．

2 脊椎麻酔と硬膜外麻酔

1. 硬膜外麻酔

1）原　　理
硬膜外腔に局麻薬やオピオイドを注入して鎮痛を得る方法．

2）適　　応
理論上は頭部以外の手術ならどこにでも適応となる．術中にヘパリンを使用する症例は，術後鎮痛のために硬麻が必要なら前日に麻酔科外来で入れてくるようにする．

3）禁　　忌
出血傾向〔抗凝固薬使用者などもそうで，特に最近は深部静脈血栓症の予防のために皮下注ヘパリン（カプロシン®）を投与する場合もあり，よく確かめておく〕，敗血症，脊髄の腫瘍や炎症，穿刺部位の感染や炎症，頭蓋内圧亢進，脊椎の解剖学的異常による穿刺不可能症例，PTが約60％以下もしくはPLT 8万以下，出血時間で5分以上，そのほか実際に体位を取って穿刺することが困難な症例（小児，精神発育遅滞，痴呆，精神病患者など），実際にはmeritとdemeritを考えライターが症例ごとに決定するので，どちらでもよいよう説明しておく．

4）実践硬膜外カテーテル挿入法
（1）術前回診
①なぜ必要か十分に説明する．術後の痛みの緩和，全身麻酔薬使用量を減らす[注1]．

②どのようなことをするか説明する．注射はそれほど痛くないこと，所要時間は5〜10分（未経験者は15分くらい）．

③体位をとる練習（体位のとり方は後述）．
(2) 手術場で
① 18 G 以上の輸液路の確保[注2]．
②血圧計とパルスオキシメータのみ付けて，血圧と心拍数を記録[注3]．
③麻酔医が右利きの場合は患者を右上側臥位にする[注4]．
④きちっと体位をとる！！！
　・両膝を十分腹につける[注5]．
　・肩の角度，肩甲骨の場所が左右対象になるように枕の高さを調整する．男性は女性より肩幅が広いので高い枕を必要とすることが多い．
　・顎を胸にしっかりと付ける．
　・左右の手の甲どうしを合わせるようにし，プールに飛び込むように手を前に出す．この動作により左右の肩甲骨の距離が広くなる[注6]．
　・穿刺部位にマークする（マジックでも爪でもよい）．
　・このままの姿勢でしばらく動かないよう指導する．
⑤イソジンで 2〜3 回広範囲に消毒する[注7]．
⑥覆布は下に引くだけにするか，透明の覆布を使う[注8]．
⑦局所麻酔：median approach の刺入点は棘突起間の中央より数 mm 尾側に皮下に局所麻酔を行う．paramedian では棘突起の上縁で正中より 1.5〜2.5 cm[注9] 下（患者の左側）に針（23〜25 G；カテラン針は使わない）を皮膚に平行にして（針を立てたら皮内疹を作ることは極めて困難である），直径約 1 cm の皮内疹を作る[注10]．いったん針を抜き，改めて皮内疹から針を刺入し直し Tuohy 針の刺入経路の浸潤麻酔を行う（皮内疹なら直後に針を刺してももう痛くない）．局麻薬を注入しながら，「少しズンとした感じがします」と告げてから（血液の逆流を確かめる必要はない），まず皮膚に垂直に（しかし，正中矢状面に対しては約20度の角度をつけて），針の根本がめり込むか，椎弓後面に針が当たるまで針を進める（このとき局麻薬使用量は約 2 ml）．いったん針を皮膚まで引き抜き，矢状面に対する角度はそのままで，頭尾側に対しては約45度の角度をつけて再び局麻薬を計

2 ml程度注入しながら針がめり込むまで進める．こうすれば麻酔により皮膚が膨隆することなく，患者への痛みは最小限に（痛みを与えることにより体位が動くと，せっかくとった体位をまた初めからやり直さねばばらない）かつ後述のTuohy針を使った穿刺時痛もほとんど与えずに施行することができる．深部組織の麻酔が効くのを待つ約1分に，フィルターに局麻薬を満たしたりカテーテルを袋から出したりしておく．以上の操作でスムーズに硬膜外カテーテルが挿入できるかどうかの80％はすでに決まっている．

⑧穿　　　刺

【median approach】

局所麻酔は皮下のみのほうが棘間の感触がわかりやすい．

5 mlの注射器に1％キシロカインを吸っておき，皮膚に垂直に刺入し約1 mlを皮下注する．刺入点は棘間中央より2～3 mm尾側とする．さらに，このとき針先を棘間靱帯まで進め棘間を確認しておく．もしも針が棘突起にあたる場合には，棘間がわかるまで探すこと．棘間がわからなければmedian approachはできない．皮下注の場合，局所麻酔が効くまで30秒程度かかるから，この間ガーゼでかるく揉むとよい．この後，まず18G針で皮膚を穿刺する．穿刺は局所麻酔の効果を確かめながらゆっくりと行い，患者が痛みを訴えた場合にはもう少し待つこと．痛みを訴えなければTuohy針を刺入する．最初の刺入方向は，どのレベルから刺入する場合にでも必ず皮膚面に垂直に行い，針先が棘間靱帯に入るように調節すること．もしも棘間靱帯の骨のような感触が得られないときは，これが見つかるまで探索する．これができないときはmedian approachを断念する．

針先が棘間靱帯に入ったらTuohy針を両手で保持し，内筒を抜いて5 mlの注射器に2 mlの生食を入れて，Tuohy針を少しずつ進め確認を繰り返す．

針先が棘間靱帯から外れると急に手応えが軽くなり，またときには，このとき患者が痛みを訴えることもあるので，これを参考にすること．針先が棘間靱帯から外れなければ，骨を強く押さないかぎり患者が苦痛を訴えることはまれである．途中で針先が骨にあたった場合には，少しだけ針先を頭側へ向けて針先が骨にあたらないよ

うなら，また少しずつ進めていく．針先が骨にあたったと判明したら，決してそれ以上強く押さないこと．

　median approachでの針の方向は，左右については棘間靱帯で，吻尾方向は棘突起で規定される．つまり，左右方向は棘間靱帯から外れないように，吻尾方向は棘突起にあたらないような方向に進めていくことが重要である．注射器の内筒を少しだけ押しても生食が入っていかなくなったら，もう少し強く内筒を押してみる．これでも生食が入っていかなければ，針先は黄靱帯に到達している．

　ここからさらに注意深くTuohy針を少しずつ進めては，注射器の内筒を押してloss of resistanceを確かめる．

　median approachの成功率は中部胸椎でも概ね95％，それ以外のレベルではもっと高率である．棘間がとらえられない場合には，棘間を変えるか，paramedian approachに切り替える．

　【paramedian approach】

　Tuohy針を正中矢状面に対し約20度，頭尾方向前額面に対し約80度で骨（椎弓後面）に当たるか，黄靱帯特有の硬い感触になるまで進める．骨に当たれば正中との角度はそのままにして，頭尾側の方向に少しずつずらしていき，骨に当たらないところを探す．もし，その過程で患者が痛みを訴えたり，少し動こうとする場合には，Tuohy針の内筒を抜いて少量の局麻薬を注入し，しばらく待つ[注11]．骨にあたらなくなり，黄靱帯特有の硬い感じに変わったら，生食によるloss of resistance法により針を進める[注12]．硬膜外腔に入ったら，カテーテルを進める．カテーテルがスムーズに入らない場合は，無理に進めず初めからやり直す[注13]．

　⑨test doseは，仰臥位にして心電図モニターを装着してから1％キシロカインを3 ml注入する．注入後1分以内に心拍数の増加と感覚低下が起こっていなければ，くも膜下および血管内には入っていないと一応判断する[注14]．

　⑩test doseに引き続き2％キシロカインを5 ml注入する．5分後に酒清綿を用いたcold testで効果を確認する．効果がなければ，1）もう5分待ってもう一度効果を確認する．2）硬膜外は断念し，その他の方法で麻酔および術後鎮痛を考慮する．3）もう一度穿刺し

直す．以上のいずれかを選択する．硬膜外であることがはっきりとしていれば，術後鎮痛にモルヒネを使用することができる．

(3) 重要なポイント

①体位をしっかりとる．いい加減な体位でも熟練すればスムーズに入ることも多いが，1回の穿刺でスムーズに挿入するには，なんといっても体位が最も重要である．納得のいく体位が取れるまでしつこく行い，いったん体位が取れたら動かないようやや強い口調で指導する．特に身体が頸椎から仙椎に至るまで左右対象になっているかどうかが重要である．

②局所麻酔は皮内に行う．こうすればTuohy針を挿入する際にも痛いかどうか聞くまでもない．局所麻酔は，患者を痛がらせるのを防ぐことにより，体位が崩れないために極めて重要である．皮内注射は確かに皮下注射に比べると痛いが，これにより体位は動かない(Tuohy針での痛みは恐怖を伴うが，皮内注射のチクッとした痛みは恐怖心をあまりともなわない)．

③針先の三次元的感覚を養う．解剖書や骨標本をじっくり見ておくのも重要である．身体の中にあるTuohy針の先が正中からどのくらいの距離にあるかを常に外から透かしてみている感覚で行う．

④やむをえず刺入部位を変える場合は，皮膚をずらすなどの高等技術は使わず素直な気持ちで初めから行う．

⑤Tuohy針は，できるだけたわませないようにする．たわんだ針は，驚くほど先ではずれているものである．Tuohy針の片側の羽だけを押すと，どうしても針はたわむ．また，Tuohy針のベベルのせいで，まっすぐに進めているつもりでも針の尖った方向に曲がって進む性質がある．

⑥ loss of resistance で間違いなく硬膜外腔であると思っても，カテーテルの挿入時に，抵抗があったり，患者が痛みや不快感を訴えたりして，心にわだかまりがある場合は，初めからやり直す(疑わしきは罰する)．しかし，ある程度やってだめな場合は，潔く硬膜外はあきらめる．

⑦穿刺に苦労する場合も，刺入による痛みを最小限にすることを心掛け，また患者を安心させる言葉をかけながら行う．痛がってい

るのを「ちょっと我慢して」と言って穿刺操作を続けないこと．このような配慮により，穿刺による患者の精神的苦痛はかなり抑えることができる．硬膜外の主な目的は，術後の鎮痛であるから挿入時の痛みが強ければ何もならない．穿刺時の痛い思い出はいつまでも患者の心に残る．ひいては，病棟に硬膜外穿刺というのは非常に痛いという噂が患者の間に広がる．穿刺が困難な場合でも決して，こちらの心の動揺を悟らせてはならない．

⑧強引な操作で，迷入するように入ったカテーテルはトラブルのもとである．

⑨paramedian approachは棘突起を避けるために行うのではない．挿入許容スペースが最も大きくなるために行うので，正中からの距離は刺入部位によっても異なるが，やや離したほうがよい．ただし，患者の体型から，どの程度の深さで最終的に入るかを見定める眼力は必要である．硬膜外腔の左半分に挿入する気持ちで行う．針先が右半分にいってしまうと，どこまでいってもloss of resistanceが得られず，失敗の原因が左右にずれているのか，上下にずれているのか判断が困難になる．

⑩paramedian approachの場合は，針先が黄靱帯に入った感触が得られてからloss of resistanceを行う．黄靱帯の手前から行うと，黄靱帯の手前で抜けた感じがすることもあるし，時間の無駄である．いきなり何も付けずに深く刺入するのは危険であるようだが，いつでも針を抜ける心構えでゆっくりと進めれば大丈夫（medianでは安全性は保証しない）．針が比較的寝た状態で入っていくので硬膜を突き破ることは，私および私が指導した範囲では一度も起こったことがない．ただし，ガラスシリンジを使用し，それが知らずにロックしている場合は別である．

⑪頸部硬膜外ブロックではparamedian approachは行なわない．

⑫腰部硬膜外ブロックでは，median approachでもちろんよいが，練習のため，スムーズなカテーテルの挿入のためにはparamedianでもよい．

⑬透視を使わずに硬膜外カテーテルを下向きに挿入することは行わない．胸部では土台無理だし，腰部でも期待どおり下に真っ直ぐ

進んでいることは極めてまれである．仙骨領域に主に効かしたい場合は，量でカバーするか仙骨ブロック（カテーテルを挿入したことは私はないので何ともいえない）を行う．

⑭Tuohy針の針の向きは黄靭帯まではどうでもよいが，黄靭帯に入ったら，カテーテルを進める方向に合わせてから針を進める．硬膜外に入ってから針先を動かさない．回転もさせない．硬膜外腔に入ってから針を回転させると，硬膜を破ることが数百回に1回程度の頻度で起こる．そもそもmedian approachで羽を横向きにして穿刺すると，針が左右にずれることが多く，やや針の尾側を持ち上げた格好で穿刺するという高等技術を身につけねばならない．

⑮効き手で注射器のシリンジを押してもよい．

⑯「初めにチクッとした以外はなにも感じなかった」という患者の言葉を目標にする．

(4) 手術による挿入部位

麻酔管理を硬膜外単独で行うのか，全身麻酔と併用して使うのか，術後疼痛に対してのみ使うのかにより，穿刺部位，局所麻酔薬の種類や投与量，効かせるべき範囲は異なるので一概には言えない．以下は参考程度．

①食道癌，肺癌：Th5/6～Th7/8．硬膜外のみで麻酔を行うことはありえないし，たとえ第5肋間開胸であっても，皮切のDermatomeはけっこう下までくるのでTh7/8でもよい．

②胃切，肝切：Th7/8～Th9/10．

③腸切：切る範囲にもよるがTh10/11～L1/2．Milesの場合や前方切除でも，硬膜外だけで行う場合はL2/3から挿入し，上は量でカバーする（局麻薬は上方へ広がりやすいし，神経根は下へいくほど太いので遮断され難い）．Milesの場合でも，腹部操作だけが目標なら上からでもよい．

④子宮筋腫，帝王切開，広範子宮全摘：Th12/L1～L2/3．Th12/L1からでは仙骨領域は期待できない．

⑤股関節，下肢の手術：L3/4～L4/5．ただし，経験的にL4/5からのmedian approachはまれに片効きとなる．

⑥TUR：L3/4～L4/5．仙骨領域は量と時間（効くまで少し時間が

かかる)でカバーする．カテーテルはこれでも上向き．尿道に管を通すくらいはこれでいける．

(注)について

注1　減らしたほうがよいかどうかは，医学的には未解決であるが，患者説明としてはこれでよい．
注2　手術開始前より使用する場合は，全開で輸液を開始する．
注3　心電図は体位をとるときに邪魔になるから挿入後につける．
注4　median approach を行う場合でも，paramedian で挿入する場合のことを考えてこの体位で行う．
注5　頸部硬膜外の場合は，それほど膝をかかえる必要はないが，胸部，腰部ともに刺入部位のみでなく脊柱全体の後彎が必要である．
注6　これにより肩甲骨の幅が広がる．上位胸椎での刺入のとき特に重要である．肩甲骨が左右対象になっていなければ，脊柱は側彎，回旋がかかっているので再穿刺の原因となる．自分でなかなかできない患者さんの場合には，左肩の前面を少し押してやるとよい．
注7　穿刺の体位は窮屈で苦しいので，消毒してからとればよいという意見もあるだろう．看護婦や自分以外のだれかが確実によい体位を取ってくれる保証があればそれもよいが，そうでない場合は自分でせねばならないので，患者の窮屈な時間が少し長くなっても，穿刺を繰り返される苦痛に比べればましなので目をつむる．
注8　穿刺時に患者のからだが動いた場合，脊柱全体の側彎，回旋がないかどうかを確かめることが重要であるから，通常の穴あき覆布は使わない．
注9　体格と穿刺部位により距離は変わるが，角度はほぼ一定．
注10　まず，局注する部位を爪を立てて比較的強く押しながら，「ここに注射しますのでチクッとします」と告げてから行う．これにより患者は注射される場所の予想ができ，注射により驚くことが減り，体位のずれを少なくできる)．多くの人が行っているのは皮下注であり，ここで局麻薬を多く注入しても，Tuohy針を刺入するときの痛みをなくすにはしばらく待たねばならないし，皮膚の表面が膨隆するので，その後の針の挿入角度の判断が少し狂うことがある．また，穿刺時痛を緩和する助けには全くならないし，無駄な局所麻酔薬を投与することにもなり好ましくない．
注11　患者の体位が崩れたら，初めから体位を取り直してもらうか，いったん手袋をはずして自分で体位を取り直す．Tuohy針の操作はでき

るだけ gentle に行う．強引な操作は痛みを誘発し，体位が崩れる原因となり，泥沼に陥る原因となる．針を寝かしていくにつれて，骨に当たるまでの距離は当然 長くなることを計算しておく．

注12　hanging drop 法でも局麻薬や air による loss of resistance でも悪くはないが，いろいろトラブルが報告されているので，やはり生食による loss of resistance 法が best？

注13　3 cm 以上入った時点でカテーテルが当たる場合や，血液がカテーテルを逆流する場合は，いったんそこで固定し，Tuohy 針を抜いてから約 5 mm カテーテルを抜く．血液の逆流がなおもある場合は，初めからやり直す（生食や局麻薬を注入したり引いたりして血液の色が薄くなる場合は，すでにカテーテルは血管内にはないと判断し，後のテストに判断を委ねる）．カテーテルは決して 5 cm 以上進めない．真っ直ぐに進むことは極めてまれであるし，椎間孔からの逸脱などトラブルのもとである．

注14　test dose で硬膜下注入や，注入した薬液の一部が血管内に入るなどのトラブルを完全には発見できるものではないことを銘記しておくこと．

5）合　併　症
① 局 麻 中 毒
② 血 圧 低 下
③ 徐　　　脈
④ 不　整　脈
⑤ 心　停　止
⑥ 呼 吸 抑 制
⑦ 悪 心 嘔 吐
⑧ 全　脊　麻

2．脊 椎 麻 酔

1）原　　　理
クモ膜下腔に麻酔薬を注入して，脊髄の前根および後根をブロックする方法．

脊髄自体への作用はほとんど無い．

2）適　　応

Th6以下の知覚神経支配領域の手術で，2〜3時間以内に終わる手術．

実際には，例としてTUR，外陰部の手術，帝王切開，膝・股関節の手術，痔核，鼠径ヘルニア，精索静脈瘤など．

呼吸機能が悪いなど全麻に耐えられない全身状態，覚醒させておきたいときなどにも適応となる．

3）禁　　忌

硬膜外麻酔と同様．

4）脊椎麻酔の実際

(1) 術前回診

患者への説明　脊麻とは何か，実際当日どのように時間は過ぎていくのか，痛そうだが実際は局麻が効いていてそれほど痛くないこと，起きていて意識がはっきりしていること，脊麻の危険性(感染，麻痺しびれ，副作用など)，いつ頃まで麻酔が効いているのか(テトカインなら約5，6時間後までは残っている，マーカインなら更に長く半日くらいは残る)，痛みは取れるが触られている感覚は残るということ，そして必要以上に不安がらせないこと，これらを説明しつつ患者が性格上脊麻に耐えられるかなどを観察し，同意を得る．その際，可能性として全身麻酔になる可能性があることも説明し，全身麻酔の同意も得る．実際に予行演習として体位を取ってもらい，出来ることを確認(少しでも具体的に当日に行われることを理解してもらう)．実際に背中を見て，触れて，感染や傷がないことを確認する．

前投薬　全身麻酔と同じ（しかし，実際には時間的に投薬が難しく，無しとしていることもある）．

(2) 当日手術場

【患者入室前の準備】

脊麻の準備としては，投与する鎮痛薬(下記参照)，1％キシロカインIVを脊麻セットと一緒に台にのせておく．あとは投与時の低血圧や徐脈に対して，エホチール，アトロピンをすぐひけるように

準備しておくことと，万が一呼吸管理が必要になったり，全身麻酔になったときのために喉頭鏡，回路(マスクをつけて)は用意しておき，近くにチューブとカフ注は置いておく．

〔レシピ〕
① テトカイン 1 A 20mg を 10%糖液 5 ml で溶かして高比重テトカインをつくる(実際に投与するのは，そのうちの2.2～2.5ml)．
② 10%糖液にボスミンを約1/10A (0.1～0.2mg) 添加し，その溶液 5 ml でテトラカイン 1 A を溶かす．(高比重ではなく低比重にしたければ，10%TZ ではなく蒸留水，等比重なら生食を使う．)
③ 0.5%高比重マーカイン 1 A* 4 ml を使用する場合はアンプルを準備しておく(実際投与するのは，テトカインより0.1～0.3ml 多め (2.5～3.0ml)．
  * これは薬剤部にある脊麻用アンプルであって，カートの中に入っている 0.25%マーカインではないので注意．

帝王切開の腰麻や腰硬麻の場合には投与する鎮痛薬，昇圧薬が違う．産科麻酔参照．

【患者入室後】
・V‐line，NBP，SpO$_2$ をつける．ECGは邪魔になるのでつけないが，患者の状態によりつけることもある．
・体位をきちんととる．
・穿刺部位を中心に30cm四方以上を消毒する．
・L3/4 もしくは L2/3 を局麻する．自信があるなら局麻はなくてもいい．
・スパイナル針をたわまないように真っ直ぐに穿刺し，皮下組織，棘間靱帯，黄靱帯と感触を感じながらゆっくり進める．ある深さになったら抵抗が減りクモ膜に達したことが分かるが，感触は分かりにくいことがあるので，ある程度の深さからは内筒を抜いて脳脊髄液の逆流を確認する．
・麻酔薬注入．左手でスパイナル針を固定し，投与中にも逆流を確かめる．
・Level check：cold test をし，クモ膜に正しく注入されているか

確認する．体位は，産科麻酔や腹部の手術ではすぐに仰臥位に戻す．整形外科など一側の手術の場合は，高比重を用いれば患側を下に，等比重を用いれば患側を上か，仰臥位にて麻酔の効果を待つ．15〜30分はレベルが上がるので，head up/down で調節する．(Th1〜5に交感神経心臓枝が，Th1〜11には外肋間筋あるので，呼吸抑制を防止するためにも出来るだけ，Th4辺りまでには止める．)

・血圧低下が高頻度に起きるため，薬剤注入後はNBPは安定するまで1分〜2分おきに測定する．特に患者が吐気をするというと，まず血圧は低下している．患者とのコミュニケーションは重要である．
・術中も20〜30分毎に確認する（呼吸抑制，痺れ，意識低下，薬剤切れなど）．
・手術終了時にも最終レベルを確認する．

5）合併症
①血圧低下
②徐脈
③不整脈
④心停止
⑤呼吸抑制
⑥悪心嘔吐
⑦全脊麻

3 心臓血管外科手術の麻酔

1．後天性疾患

1）術前評価と前投薬
(1) 心疾患に伴う合併症の洗い出し
高血圧 麻酔中の循環動態のコントロールがときに困難になる．病棟における個々の患者にとっての適正な血圧を知っておく．術前投薬等にて十分コントロールされていることが望ましい．

糖尿病 概して血管が脆い．特に術前のコントロールの悪い症例や女性では末梢ルートの確保が難しいことが多いので，無理に太い留置針を使わない．

脳血管障害 冠動脈疾患患者では症状が無くても総頚，内頚動脈の狭窄を合併していることは珍しくない．術前の頚動脈エコーなどによる評価が望ましいが，できないときは患者の自覚症状が無くても首に聴診器をあててみる．心房細動を持つ患者では血栓の可能性．一過性の失神発作があるときは，それが心臓によるものか脳血管によるものかの判別．

(2) カテーテルおよびエコー検査から何を読みとるか？
a．僧帽弁疾患

a) 肺高血圧の有無：肺高血圧(＋)→右心機能はこの後負荷に対して十分対処できているか？ 三尖弁に病変が及んでいないか(三尖弁閉鎖不全の合併)．もし合併していれば，中心静脈圧の値から venous return の障害(肝循環，脳循環のうっ滞)を考慮．三尖弁閉鎖不全が無いときは中心静脈の上昇は起きないはずだが，それが認められるときは右心不全がかなり進んでいるので要注意．

肺高血圧(－)→三尖弁の異常が無ければ僧帽弁の病変が比較的軽症．しかし，三尖弁閉鎖不全が合併しているときは要注意．そのため，肺への血流が制限され肺高血圧に至っていないケースが考えら

表1　弁口面積[2]

	正　常	症状（＋）	危　険
僧帽弁	4～6cm^2	2.5cm^2	1cm^2
大動脈弁	2.6～3.5cm^2	1.5cm^2	0.5cm^2

れる．このときは中心静脈圧は高値を示しているはず．

　b）左房－左室間拡張期圧較差，僧帽弁口面積（mitral valve area：MVA）からの狭窄の程度の評価（**表1**）．

　c）心房細動を有しているときは左房血栓の有無．

　b．大動脈弁疾患

　大動脈－左室収縮期圧較差，大動脈拡張期圧は冠動脈環流に十分か（冠灌流圧＝拡張期圧－中心静脈圧を60mmHg以上に保てれば安全圏），ときにanginaや心電図上の虚血性変化を伴うため，冠動脈病変の評価も必要な場合がある．

　c．冠動脈疾患

　責任病変の認識，側副血行路の有無．洞房結節は90％がRCAからの供給，房室結節は50％ずつといわれているが，個々のバリエーションがあるため（一般にRCA優位が多い），RCAが詰まると予期せぬリズムトラブルを招く（重篤な場合は極端な徐脈から心停止）[1]．一般に心機能が保たれている100％狭窄はこわくない，はじめから流れていない状態だから，これ以上悪くならない．一番気を使うのは90～99％狭窄．術前心機能の評価は Ejection fraction（EF）が有効．

　(3) 術前から飲んでいる薬はどうすべきか？

　a．ジギタリス

　手術2日前までには止める．しかし，ジギタリスを止められなかったケースでも，それゆえに麻酔ができないことにはならない．

　b．Ca blocker，β bloker，亜硝酸剤など

　手術当日朝までの持続が望ましい．ACE阻害剤やATII受容体拮抗薬は前日まで．

　c．利　尿　剤

　手術前日まで投与．当日は中止．

d. 抗凝固, 抗血栓剤

抗凝固剤(ワーファリン)は2～3日前に止め, アスピリンなどの抗血栓薬は1週間前の中止, もしできれば2週間前の中止が望ましい. ワーファリンが切れない症例では術数日前からヘパリンに変更. ときとしてワーファリンが術前日まで飲ましている症例があるが, そのときは人工心肺離脱後ケイツーを静注. 胸部および腹部大動脈瘤で硬膜外を入れるときは手術前日.

(4) 前 投 薬

アトロピン 0.5mg, モルヒネ 10mg を1時間前に筋注. しかし, 70歳以上ではモルヒネ減量が望ましい, 特に冠動脈疾患の場合. しかし, 弁疾患ではアトロピンとミダゾラム(2 mg)でもよい. 高齢者ではミダゾラムを1 mgに減量または投与せず.

2) 麻 酔 管 理
(1) 麻 酔 導 入

患者の循環動態に応じてフェンタニル 500～1,000 μg, ジアゼパム(ミダゾラム)5～10mg, ベクロニウム 8～10mg(ときにパンクロニウム).

(2) モニタリング

心電図:ⅡおよびV$_5$誘導の同時モニター.

パルスオキシメーター, 呼気終末 CO_2 濃度

直接動脈圧:原則として静脈ラインと同じ手でできれば利き腕は避ける.

肺動脈カテーテル(Opti Q®)および中心静脈カテーテル(トリプルルーメン):右内頸静脈より double catheterization.

いくつかの穿刺部位はあげられるが, 内頸静脈がもっとも合理的な穿刺部位である. 小児の場合でも内頸静脈は有効な成功率の高い方法であり, さほど習熟を要求されない. ただ, 内頸静脈でうまく行かないときは, 他の部位も試みる価値はある.

各穿刺部位については表2を参照.

(3) 内頸静脈穿刺の仕方[3]

図1に示すように, 内頸静脈穿刺においても3つの穿刺部位が挙

表2 カテーテル穿刺部位とその長所と短所[4]

	長　所	短　所
内頸	穿刺が簡単 カテーテルの迷走がほとんど無い	動脈穿刺が起こりやすい． 意識が戻ると患者に嫌がられる
外頸	合併症がほとんど無い	カテーテル挿入が難しい 見えてないと穿刺不可
鎖骨下	静脈径が大きく穿刺しやすい 意識が戻ってもあまり嫌われない	動脈穿刺，気胸
肘窩	合併症が無い	カテーテルの迷走 見えてないと穿刺不可

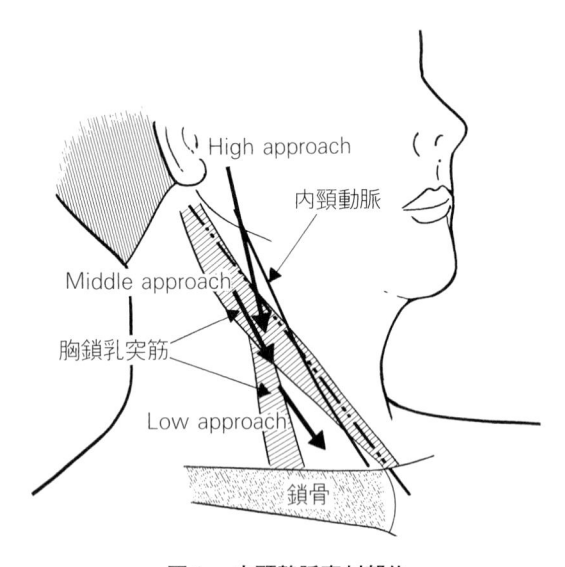

図1　内頸静脈穿刺部位

High approach　胸骨切痕と乳様突起を結ぶ線と内頸動脈の交差点のやや外側を目安に穿刺．

Middle approach　胸鎖乳突筋と鎖骨により作られる三角形の頂点を目安に穿刺．

Low approach　上記の三角形の下から1/3の高さ（ほぼ重心）を目安に穿刺．

げられる．下に行けば行くほど静脈は太くかつ浅くなり，穿刺は容易になると思われる．しかし反面，気胸を招く確率は高くなるし，動脈穿刺をしてしまった場合に鎖骨が邪魔して，十分な圧迫止血が出来ないことがある．やや穿刺が難しく，解剖学的にも動脈穿刺の確率が高くなるが，high approachが第1選択．

【穿刺方法】

左手で動脈をふれながら(押さえつけてはいけない)，そのわずか外側を乳頭(または右足の親指)の方向に穿刺する．このとき穿刺針は皮膚に対して約45度の角度を持たす．針先が静脈に達する挿入長は穿刺の針の太さで異なるが1.5〜2.0cmにあるので，むやみに深く穿刺しないことが不必要な合併症を招かないため必要(**表3，4**参照)[4][5]．また，必ずしも挿入時に血液の還りがあるとは限らないので，針を引き抜くときはゆっくりと行う(**表3**).

中心静脈圧カテーテルを不必要に深く挿入しない．カテーテルの

表3 3種類の穿刺針による内頸静脈穿刺時の血液の還りが見られたときの深さ (mm)

穿刺針	挿入時	引き抜き
23G	15.0 ± 2.6 (65%)	17.5 ± 2.3 (35%)
20G	16.1 ± 2.8 (56%)	19.6 ± 3.2 (44%)
16G	16.8 ± 2.5 (43%)	21.5 ± 3.2 (57%)

表4 小児における内頸静脈穿刺の深さ

身　長	深　さ
60cm以下	8 ± 2mm
60〜80cm	10 ± 2mm
80〜100cm	11 ± 2mm
100cm以上	13 ± 3mm

表5 小児における中心静脈カテーテルの挿入長

身　長 (cm)	挿入長 (cm)
〜45	4.5
46〜55	5.0
56〜65	5.5
66〜75	6.5
76〜86	7.0
87〜96	7.5
97〜106	8.0
107〜116	8.5
117〜126	9.0

先端が右房に達すると，まれではあるが心臓破裂，心タンポナーデの誘因になったり，脱血管に邪魔されて人工心肺時に中心静脈圧のモニターが不調になるので，カテーテルの先端は上大静脈に留めおく．内頸静脈high approachを用いたとき，大人の症例では挿入部から13cmで留める．子どもの場合は身長を基準として表5に示す[6]．

表5の値は内頸静脈 high approachを行ったときのもので，他の方法を用いたときはこれを参考に柔軟に変える必要がある．

(4) 肺動脈圧カテーテルの挿入方法

肺動脈圧カテーテルとしてダイナボット社製のOPTI Q®を用いる．このカテーテルは，その先端が少し曲がっており，かつカテーテルはある程度彎曲がついている．これはスムーズにカテーテルを肺動脈に挿入するのに重要なので，延ばしたりしないこと．挿入前にバルーンが膨らむことを確認し，カテーテル内はヘパリン生食で満たしておく．カテーテル先端の曲がりが水平面に対して左下70度位に向くように，シースを通してカテーテルを約20cm入れる．そこでバルーンを空気約1mlで膨らませ，先端圧モニター下に右室，肺動脈と挿入する．三尖弁を越えるときは拡張期に挿入し，肺動脈弁を通すときは収縮期に送り込む．肺動脈までは50cm前後で到達する．1回で入らないと2回目以降は難しくなるので，1回で集中して入れることが大切で，やたら時間をとることは手術開始が遅れ，外科医の非難を浴びる．うまく挿入できないときは，いったんバルーンを抜いて右房まで戻しやり直す．それでもだめなら，いったんカテーテルを抜く．うまくいかない原因のひとつに，カテーテルが柔らかくなりすぎていることがある．カテーテル内にヘパリン生食を流すと少し固くなるので，再度適切な彎曲をつけて入れ直す．どうしてもだめなときは透視下に挿入することに躊躇しない．

(5) 心臓麻酔に用いられる血管作動薬

①交感神経性アミン（表6）

②血管拡張薬：PGE₁，ニカルジピン，ニフェジピン，ジルチアゼム，ニトロプルシッド，ニトログリセリン，クロルプロマジン

③冠動脈拡張薬：ニトログリセリン，ジルチアゼム，ニコランジル

表6 α₁およびβ受容体に作用する主な交感神経アミン

薬剤 (商品名)	臨床使用量	α₁	β₁	β₂	DA₁
フェニレフリン (ネオシネジン)	0.1mg iv	++	±	−	−
メトキサミン (メキサン)	1mg iv	++	−	−	−
エフェドリン (エフェドリン)	4mg iv	+	++	±	−
エチレフリン (エホチール)	1mg iv	−	++	+	−
ドパミン (イノバン, カタボン)	1〜2μg/kg/min 3〜10μg/kg/min 10〜 μg/kg/min	− + ++	± ++ ++	− ± ±	+ + +
ドブタミン (ドブトレックス)	5〜15μg/kg/min	±	++	+	−
エピネフリン (ボスミン)	0.05〜0.2 μg/kg/min	+	++	++	−
ノルエピネフリン (ノルアドレナリン)	0.05〜0.2 μg/kg/min	++	+	±	−
イソプロテレノール (プロタノール)	0.005〜0.02 μg/kg/min	−	++	++	−

(6) 実際の麻酔管理

　意識ある状態と麻酔下の相違の認識が不可欠．意識下では自律神経の調節が働いているが，麻酔下ではその機能が損なわれる．例えば，術前では容量負荷を抑え比較的hypovolemiaで管理されているが，麻酔後はそれが著明に現れるため容易に低血圧に陥り，人工心肺までにかなりの容量負荷が必要となる．中心静脈圧や肺動脈圧モニター下に積極的に容量負荷すべきであり，ポンプ前までに1,000〜2,000mlの容量負荷も珍しくなく，ポンプ前までに尿量排出が得られるのが望ましい．

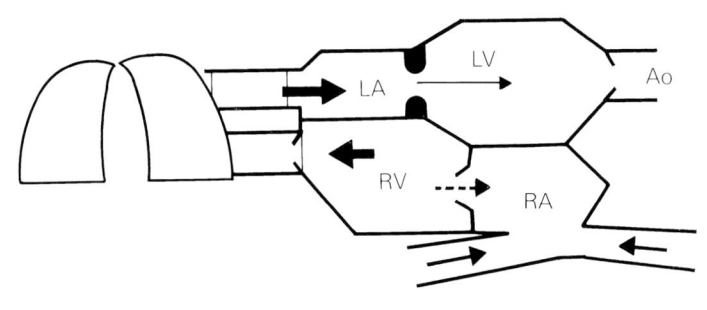

図2　僧帽弁狭窄症

a．僧帽弁狭窄症（図2）
　弁疾患のなかでは一般に最も管理が難しい．狭窄の程度によるが，Hypovolemiaに陥ると十分な左室への容量負荷が得られず低血圧に容易に陥る．逆に容量負荷が過ぎると右室後負荷(肺動脈圧)が上昇し，肺水腫，右室不全などを招く．適正な容量管理が要求され，閉鎖不全症に比べて管理は難しい．脈拍の上昇は，左室の拡張期を減少させ左室への血液流入を減少させるため，好ましくない．フェンタニルとジアゼパム，ミダゾラムの組み合わせで心筋抑制を最小限に抑え，徐脈傾向に管理する．揮発性麻酔薬の投与は慎重を要するが，血行動態の許す限り用いうる．血管拡張剤は時として急激な低血圧を招きかねない．血圧の維持が難しいときは，フェニレフリンやメトキサミンなどの血管収縮剤を用いるのが無難だが，肺動脈圧の上昇に注意．これらα_1アゴニストは頻回に投与すると効果が薄れる．十分なボリューム管理を行っているにもかかわらず十分な心拍出量が得られないときは，エホチール®やエフェドリンで心収縮力の増加させることを考慮すべきである．これらβ刺激薬のbolus投与で不十分と判断したら，ドパミンまたはドブタミンの持続投与を開始する．このとき心機能の改善を第1とするならばドパミンであるが，肺動脈圧が高く肺動脈の収縮に伴うこれ以上の肺動脈圧の上昇を嫌うならドブタミン．

b．僧帽弁閉鎖不全症（図3）
　十分な容量負荷と前負荷の軽減が最大のポイント．容量負荷によく耐えるので，心機能が保たれていれば麻酔管理はさほど難しくな

図3　僧帽弁閉鎖不全症

図4　大動脈弁狭窄症

い．徐脈になると逆流が増加するため，やや頻脈に管理する．イソフルレンは血管拡張作用があり，用いやすい．血圧維持に血管収縮薬は好ましくなく，エフェドリン，エホチール®などで心筋収縮力の増加をはかる．

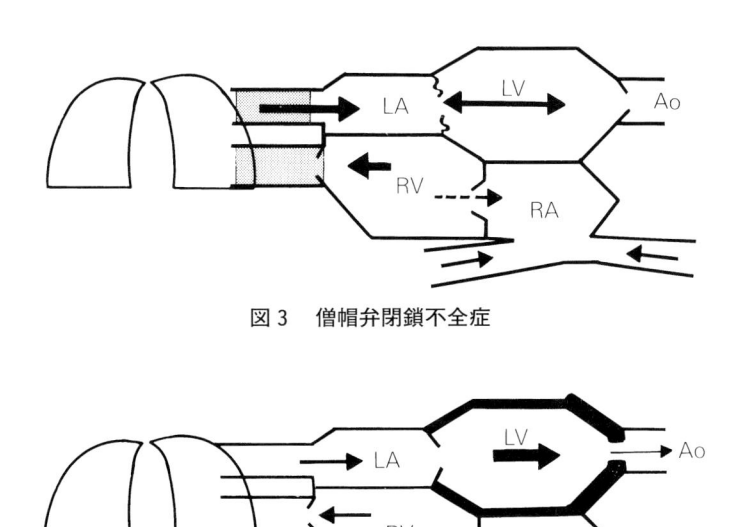

c．大動脈弁狭窄症（図4）

狭窄の程度によるが，弁疾患のなかで最も突然の心停止が起こりうるので，その意味では最も細心の注意を要する．左室に対する圧負荷で心筋の中心性肥大を招くため，たとえ冠動脈に狭窄などがなくても容易に心筋酸素需要供給バランスを崩す(特に心内膜下)危険が高い．心拍出量に限界があるため，わずかな血管拡張でも容易に低血圧に陥り，これは冠動脈灌流圧の低下を招くという悪循環を作り出す．低血圧に対しては血管収縮剤にて臓器灌流圧の維持を図り，心収縮剤での対処はかえって大動脈流出路の狭窄を増強し，心不全を引き起こすため第1選択とならない．血管拡張薬も容易に低血圧を招くため用いるべきでない．深い麻酔を心がけ，外科ストレスに

伴う交感神経の興奮による過度の心収縮を抑えることが重要．脈拍はやや徐脈にコントロールし，頻脈は禁忌である．術中ニトログリセリンの持続投与による冠動脈拡張は有力である．人工心肺後たとえ弁置換などで弁狭窄が解除されても，左室中心性肥大に伴う流出路の狭窄は解除されていないため，いぜん圧格差が残存することが多い．したがって，心肺離脱時の低血圧に対してβアゴニストで心収縮力をあまり高めることは好ましくない．ドパミンを使っても5 μg/kg/min程度を上限とし，これでも圧が十分得られ無ければノルエピネフリンを躊躇無く用いるべきである．狭窄の残存が強いケースでは，ドパミンの投与によりかえって血圧の低下を招くこともある．また，ドパミンを使わずにノルエピネフリンのみで対処すべきであるとする考えも有力である．これに低濃度ドパミン（1～2 μg/kg/min程度）を併用すれば，ノルエピネフリンの欠点である腎血流の減少を抑制しうる．

d．大動脈弁閉鎖不全症（図5）

十分な容量負荷と前負荷の軽減が重要で，徐脈は好ましくない．左室肥大をよく伴い，閉鎖不全による拡張期圧の低下のため心筋虚血を招きやすく，術前よりよく心電図上の虚血変化がみられる．しかしながら，概して容量負荷によく耐え，心収縮剤にもよく反応するため麻酔管理は難しくない．血管収縮剤はあまり好ましくなく，低血圧にはエフェドリン，エホチール®などにより心収縮力の増強で

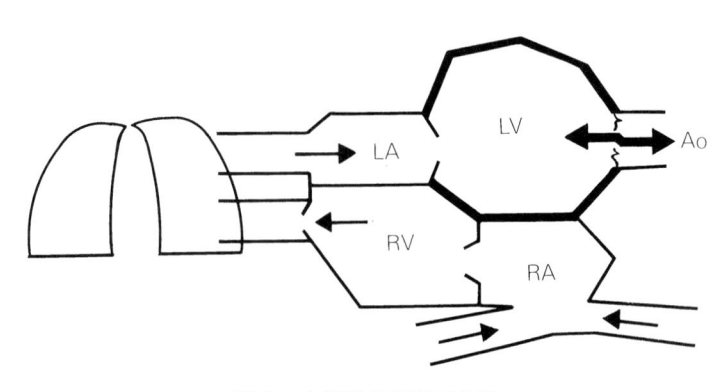

図5　大動脈弁閉鎖不全症

対処する．血管拡張剤は好んで使われる．特に冠動脈の拡張作用を有するニトログリセリンの持続投与は有用である．麻酔は心筋の極度の抑制のみ避けれれば，特に制限はない．イソフルレンは使いやすいと思われる．

e．冠動脈疾患

心筋の酸素需要供給バランスを保つ配慮が不可欠である．冠循環には autoregulation が働き，灌流圧が約 50mmHg 以上では心筋代謝に十分な酸素補給が行われる．冠動脈への灌流圧は便宜的であるが体拡張期圧と中心静脈圧の差で求められるので，これを 50mmHg 以上に保つことが望ましい（中心静脈圧が 10mmHg 前後として拡張期圧が 60mmHg 以上）．頻脈は高血圧よりより危険な虚血因子であるので徐脈傾向に管理する．一つの目安として平均動脈圧を脈拍数より高めに保つ．麻酔はフェンタニル，ジアゼパムを基本として必要に応じて（循環動態が許せば）吸入麻酔薬（イソフルレン，セボフルレン）を加える．笑気は交感神経の興奮を招く作用があるため文献的にも虚血を招きやすいとするものもあり，使用は控える（これには未だ明確な結論は得られていない）．冠動脈拡張薬としてニトログリセリン（$0.5 \mu g/kg/min$），ジルチアゼム（$1.0 \mu g/kg/min$），ニコランジル（$1.0 \mu g/kg/min$）を併用する．血圧低下にはメトキサミンやフェニレフリンの血管収縮剤で対処する．これでも不十分であれば，ドパミンの投与を考える．ポンプ離脱時の低血圧は冠灌流圧の低下を意味し早急な対処が望まれる．離脱時はドパミンやそれでも不十分であれば，ノルエピネフリンを躊躇無く用いるべきである．特に IMA を用いた CABG では，IMA の血流は血圧に大いに依存するため十分な血圧維持は不可欠である．十分な灌流圧が保たれれば心筋収縮力が回復し，これらのカテコールアミンは少なからず減量が可能となる．

f．Off pump CABG（OPCAB）の麻酔

本邦において Off pump CABG（OPCAB）が，従来の人工心肺を用いた CABG に代わって広く用いられるようになったのはこの数年のことであるが，その背景にはいわゆるオクトパス®に代表される吸引式のスタビライザーや，吻合中に用いるシャントチューブなどの

手術器具の進歩，さらに心臓を拍動下に脱転させることを可能にした深部心膜牽引糸（deep pericardial retraction suture）やストッキネットを用いた吻合技術などの外科手技の進歩がある．OPCABの最大の利点は，当然のことながら人工心肺を用いずに行うため，従来から指摘されていた人工心肺に伴う全身の炎症反応や凝固系の異常，中枢神経障害などの様々な有害な生体反応を回避できる．それにより手術後の心機能が問題なければ，速やかな麻酔からの覚醒が可能であり，早期抜管を意識した麻酔管理が要求される．

　OPCABの麻酔管理に特殊な方法があるわけではなく，従来の人工心肺を用いるCABGの麻酔管理と基本的な考え方は変わらない．ただし，先に述べたように人工心肺を用いず心臓を脱転したり，スタビライザーで心筋を圧迫，固定しなければ手術ができない．さらには吻合中はシャントチューブを用いるものの，吻合部位の近位側と遠位側に糸をかけるなどの操作が伴うため，一過性ではあるが虚血に陥るリスクも皆無ではない．手術操作中の循環動態の維持には，ときとして難渋することがあり，通常の心臓麻酔に比べてより綿密な術者とのコミュニケーションが要求される．

　a）麻酔前投薬

　従来の人工心肺を用いたCABGと同様でよく，特に特別なものはない．たとえば，麻酔導入1時間前に硫酸アトロピン0.5mg，塩酸モルヒネ 10mg 筋注，高齢者ではモルヒネの投与量を減じる（5 mg）．

　b）麻　酔　導　入

　患者入室後，胸痛などの狭心症状がないこと，心電図を装着し虚血性変化のないことを確認する．麻酔導入に先立ち局所麻酔下に橈骨動脈にカニュレーションして観血的動脈圧を得る．なお，左橈骨動脈をグラフトに使用することが多いので，その場合は右橈骨動脈から行う．なお，橈骨動脈をグラフトに用いるときはその指にパルスオキシメーターをつけておく．グラフト採取に際して脈波が消えなければ，虚血にならずにすむ．観血的動脈圧を得た後，フェンタニル（0.3〜0.5mg）およびミダゾラム（5 mg）にて患者の入眠を確認し，ベクロニウムにて筋弛緩を得た後気管内挿管を行うが，このと

き血圧が高ければセボフルレンを吸入させ，血圧の低下を待って気管内挿管を行う．

　c）麻酔維持

　麻酔維持はフェンタニル，プロフォール，セボフルレンにて行う．フェンタニルの総投与量は10 μg・kg^{-1}を目安とし，術後早期抜管が可能な，いわゆるFirst track anesthesiaで行う．プロポフォールは3 mg・kg^{-1}・hr^{-1}で持続投与とし，循環動態に応じて随時セボフルレンの投与濃度を調整する．ベンゾジアゼピン系の鎮静薬は導入時のミダゾラム以外の投与はしない．術中覚醒のリスクを避けるためにセボフルレンが吸入濃度で0.5％以上維持．笑気は通常用いないが，心機能のよいケースでは胸骨切開などの手術侵襲に伴う血圧上昇，脈拍上昇は珍しくなく，セボフルレンによるコントロールが不十分であれば，一過性に笑気を用いることもある．筋弛緩薬はベクロニウムを通常通りに用いる．

　d）モニタリング

　通常の心臓麻酔に準じたモニタリングを行う．心電図（II，V$_5$），パルスオキシメーター，終末呼気炭酸ガス濃度，観血的動脈圧，中心静脈圧，肺動脈カテーテルによる肺動脈圧，心拍出量，混合静脈血酸素濃度，経食道エコーを用いる．後で述べるが，特に経食道エコーは人工心肺を用いたCABGに比べるとその役割は格段に大きい．持続的な心拍出量のモニタリングはその応答時間が長すぎるがゆえに実践的でない．むしろ混合静脈血酸素濃度の変化はほぼリアルタイムであり，急峻な循環動態の変化でもそれをよく反映する．

　e）実際の麻酔管理

　手術開始から胸骨切開，グラフトの採取まではこれまでの人工心肺を用いたCABGと同様である．

　①血管拡張薬：CABGの麻酔管理では冠動脈の拡張作用や冠スパスムに対する予防効果を期待して，ニトログリセリン，ジルチアゼムの持続投与を行う．さらに冠動脈吻合中のpreconditioningによる心筋保護作用を目的としてATP感受性Kチャンネル開口薬であるニコランジルを持続投与を行う．初期投与量としてニトログリセリン0.5 μg・kg^{-1}・min^{-1}（以下，γと略），ジルチアゼム 1.0 γ，ニコ

ランジル 1.0 γ を使用する．

　②冠動脈吻合時の留意点：冠動脈の吻合に先立ち，ヘパリンを投与して凝固能を一過性に抑制をするが，activated clotting time（ACT）は初回投与後は300秒以上が望ましい．その後30分ごとにACTを検査し，250秒以下にならないように随時ヘパリンを追加する．

　OPCABの場合では，通常，冠動脈の吻合は左前下行枝より行う．吻合血管を固定させるためにスタビライザーを用いる．吸引式のスタビライザーが普及し，前下行枝の固定ではさほど循環動態に支障は来さなくなった．しかし，個人差が大きく，前下行枝の固定のみでも血圧低下や心拍出量の低下，中心静脈圧や肺動脈圧の上昇を招く症例もあるので，十分な観察と循環動態の悪化に対する対策を準備しておく必要がある．前下行枝の固定で循環動態の悪化を招く原因として，スタビライザーによる心収縮能および拡張能の低下があげられるが，これ以外にスタビライザーにより左室の形状が変化し，結果的に僧帽弁の逆流が生じることがある．後者の場合は，経食道エコーを用いれば容易に診断が得られる．対策はまず容量負荷および体位をヘッドダウンにして前負荷を増加させることが一般的である．これにより血圧および心拍出量の回復が十分でないなら（具体的には，中心静脈圧や肺動脈圧が増加するにもかかわらず血圧や心拍出量があまり改善されない場合）カテコールアミンの投与を開始すべきである．また，僧帽弁の逆流が大きいときは，スタビライザーの位置を少し変えることやベットをローテーションさせることで改善されるケースもあるため，術者とはコミュニケーションを密にしておきたい．

　前下行枝の吻合に続いて右冠動脈，回旋枝の吻合が行われるが，特にこれら冠動脈の末梢部位の吻合では心臓を脱転させ吻合部位をスタビライザーで固定という一連の手術操作が行われる．この手術操作は，前下行枝の吻合時に比べて循環動態への影響は大きい．また，前下行枝への吻合時と同様に僧帽弁の逆流さらには三尖弁の逆流が起こる．これに加えて心臓の脱転による右室流出路および左室流出路の狭窄を招く可能性もある．これらの所見は経食道エコーを用いることで評価しうる．

循環動態の変化としては，血圧の低下，心拍出量の減少(混合静脈血酸素飽和度の低下)であるが，このとき中心静脈圧が低下しているようであれば，まず容量負荷および体位をヘッドダウンにして前負荷を増加させる．この処置では肺動脈圧の変化に注意を払う必要がある．前負荷の増加により中心静脈圧が上昇しているのにかかわらず肺動脈圧が変化せず，血圧の改善もみられないような場合は，右室流出路の狭窄や三尖弁の逆流が疑われる．これに対しては術者と相談して心臓の脱転の仕方を少し変えてもらうことで改善することもあるし，右心バイパスを置くことでも改善する．臨床的には肺動脈圧の上昇にかかわらず血圧や心拍出量の改善が得られない場合が一番よく見受けられるケースである．心機能の抑制が背景にあることに疑いはないので，カテコールアミンの投与を行う．第1選択としてはドパミンであるが，投与量は7～10γを限度とし，これでも血圧低下が改善しなければノルエピネフリンを加える．ノルエピネフリンの投与量としては0.05γから始めるが，0.1または0.2γを投与することも珍しくない．これらの処置と併行して僧帽弁の逆流の評価は重要である．僧帽弁の逆流が大きくなると血圧の改善が不十分なまま肺動脈圧だけが上昇するという結果となり，麻酔管理に難渋する．ベットを左右にローテーションしたり，ストッキネットによる操作を少し変えてみるなどにより心臓の脱転の方向を変えることや，スタビライザーの位置を変えるなどの操作を術者に要請することで改善することもあるので，積極的に術者に働きかけることが肝要である．臨床的にもっとも厄介なケースとしては，既に吻合操作を始めてしまって後戻りできないときである．麻酔管理としては吻合が終了し，心臓の脱転が解除されるまで血行動態をできる限り維持するしかない．このような場合ではエピネフリンの投与を躊躇すべきでない．エピネフリンにより心収縮力は疑いなく改善し，血圧の上昇が得られる．しかしその反面，僧帽弁の逆流は増悪し，肺動脈圧も上昇する．しかし，これらの変化は吻合が終了すれば，速やかに改善されるので，それまで血圧を上昇させ，冠動脈への還流圧を維持することを第1とし，他の好まざる変化については目をつぶることで切り抜ける必要がある．

心臓が脱転しているときは心電図の波形が信用できない．最も循環動態の不安定な時期に心筋虚血のモニターが役に立たないことは重大であるが，残念ながらそれを補う虚血モニタリングの方法はない．心臓の脱転を解除した途端に心電図上著明なST変化がみられることも珍しくない．このような場合，ST変化を発見したら速やかに冠拡張薬の増量，カテコールアミンの増量などで血圧を保ちつつ冠血流量を増加させる．多くの場合，心臓の脱転が解除され循環動態が安定すれば，徐々に虚血変化も改善される．

③吻合終了後の麻酔管理：人工心肺を用いないため，前述したごとくOPCABの麻酔管理の最大の特徴は早期抜管が可能である点にある．吻合が終了し，心臓の脱転，圧迫などが解ければ循環動態は安定し，カテコールアミンの投与量も随時減量できる．早期抜管を目指すために循環動態の安定が得られれば積極的に尿量の確保を行い，術中の水分バランスで＋1,000〜1,500ml程度としたい．また，体温は重要でブランケットなどで体温維持にあたらなければならない．フェンタニルの投与量を10μg・kg^{-1}程度に留め，麻酔維持をセボフルレン，プロポフォールで行うことで通常の一般外科の麻酔と同様に手術室内で抜管することも可能であるが，ICUへの入室が確保されているのであれば，あえて手術室内での抜管にこだわらずプロポフォールによる鎮静下にICUに搬送し，循環動態の安定を待って術後3〜4時間をめどに抜管することで十分早期抜管の利点を得られる．

g．冠スパスムへの対処

起こさないように管理するに越したことはない．十分に深い麻酔を心がけ，PaCO$_2$は40〜42mmHgに管理し，hypercarbiaにはしない．Caの投与は危険である．どうしても入れたければ持続投与にて（20ml・hr^{-1}ぐらいで）行う．もしスパスムが起こってしまったら，ニトログリセリン 0.5mg静脈内投与，ジルチアゼム 1mg静脈内投与．これらの薬剤投与による循環虚脱にはメトキサミン，フェニレフリン，ノルエピネフリンで対処．たとえ一過性に血圧の低下が見られても，冠スパスムが解除されれば，これらの昇圧剤は不要となる．

h．左室補助人工心臓 (Left ventricular assist system：LVAS) 装着術の麻酔

カテコールアミンなどの循環作動薬の使用やIABPを用いても改善されない重症心不全に対して，心機能の回復まで装着される．心臓移植待機患者の移植までの橋渡し (Bridge use) で用いられる場合もあるが，むしろ阪大ではこの場合がほとんどである．人工心肺導入までは重症心不全の麻酔管理となる．

前投薬は心不全の程度によるが，通常はアトロピンのみ．ときに緊急手術で行われるので，その場合は最終の飲食のチェックが必要．導入は，循環抑制が少ないフェンタニルとジアゼパムかミダゾラムで行い，維持は原則NLA (フェンタニル30～50 μg/kg)．循環動態が許せば，プロポフォールやイソフルレンなどの揮発性麻酔薬も使用可．人工心肺後の管理のポイントは，いかに左心系に容量を確保するかにある．左心系に容量が確保されなければ，LVASは機能しない．そのためには右心系の心機能を維持し，肺循環が保たれなければならない．LVAS装着術を受ける患者の多くは，拡張型心筋症のように左心機能のみならず右心機能も低下しており，さらに長期の心不全に伴い肺血管抵抗の上昇も懸念される．麻酔管理は，右心系の機能を維持しながら，肺血管抵抗をいかに下げるかが求められている．

具体的には，カテコールアミン (ドパミン，ドブタミン，エピネフリン，ノルエピネフリン) を準備し，ミルリノン 0.2 μg・kg^{-1}・min^{-1} (またはオルプリノン 0.1 μg・kg^{-1}・min^{-1})，ニトログリセリン 0.5 μg・kg^{-1}・min^{-1} 投与下に人工心肺からの離脱を行う．カテコールアミンはドパミン，ドブタミンに加えて，エピネフリンを使用することも多い．肺動脈圧が高いときは一酸化窒素 (NO) の吸入 (10 ppm) を開始する．また，PGE$_1$ (0.01 μg・kg^{-1}・min^{-1}) も時に肺動脈圧を下げるので，体血管抵抗の低下が問題とならなければいい適応といえる．左心系にある程度の容量が必要であるため，離脱時および離脱直後はCVPをやや高めに維持しなければならないが，CVPの実測値より直視下の心臓の大きさの方が容量のいい指標となる．

現在使用されているLVASは，その機能により大きく2種類に分類される．一つはHeart Mateなどの外国製の植え込み式人工心臓で数種類あるが，その特徴は文字どおり人工心臓が100％左心機能を代用できるもので，左心系に容量が確保できればその量に応じて心拍出量が確保できる．このとき患者本人の左室自身からの拍出はみられず，経食道エコーをみると大動脈弁はほとんど動いていない(閉じたままである)．この機種ではLVAS自身の拍出量がわかるので，その量が不十分であれば，右心機能を高め肺血管抵抗の低下を図るが，薬物治療が限界となれば，右室補助人工心臓(RVAS)も考慮される．一方，LVASの拍出量が十分であるのに血圧が維持できなければ，ノルエピネフリンによる血圧の維持を考慮する．ただ，現在本邦ではこのLVASは保険適用がなく自費となるため，患者家族は実費を用意しなければならない．そのため，患者全員がその恩恵を得られるわけではない．一方，TOYOBO社製のLVASは保険適用もあり，よく使用されるが，この機種は文字通り補助人工心臓であり，植え込み式人工心臓と異なり，左室機能をすべて代用できるわけではない．経食道エコーでみると，患者自身の心臓の収縮に合わせて大動脈弁が開閉している．つまり，患者自身の心臓による拍出と，LVASからの拍出量で心拍出量がまかなわれている．そのため，患者の左室機能の維持も麻酔管理のひとつとなり，植え込み式LVASの麻酔管理より厄介である．患者の心臓の脈拍がLVASの拍出回数より少ないときは，ペーシングにてLVASの拍出回数まで脈拍を上げて，ペーシングのタイミングを調整して，圧波形をみながらLVASをIABPのように用いると循環動態の改善が見られる．

　患者は長期の右心不全のため，肝機能異常を呈していることは珍しくなく，止血能が低下しており，人工心肺離脱後もかなりの出血が予想されるので，それに対する準備が必要である．患者の術前の止血能がこの手術時間の大きな要因となる．

2．先天性心疾患

　先天性心疾患を麻酔管理するうえでもっとも重要なことは，その

図6　先天性心疾患

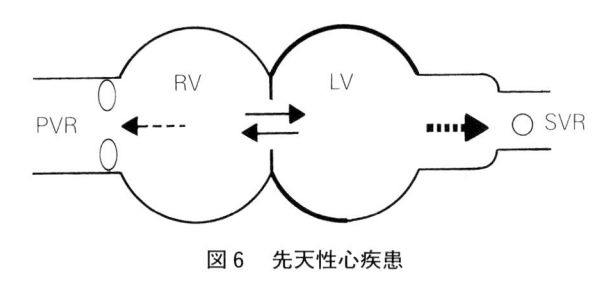

　心内奇形がどうであろうと如何なる形で肺への血流が得られているかを総論的にとらえることである[7]（図6）．しかしながら，疾患によっては刻々と肺への血流が変化するものがあり，その代表的な疾患がファロー四徴症であり，その管理が十分に行えれば先天性の管理はまず合格といえる．今回は時間の許す限り，これに加えてやや特殊な管理を要求される大動脈縮窄症および人工心肺後特殊な配慮を有するFontan手術について述べる．

　先天性心疾患を有する子どもは，正常な子より他の先天性奇形を伴いやすい．なかでも呼吸器系の奇形のチェックは麻酔管理上術前評価で不可欠である．特に先天性気管狭窄の合併は術前の検索で捉えられないこともあり，強引な気管内挿管は抜管困難を招く危険がある．特にDown症候群では気管が相対的に細いことは覚えておくべきである．

　一般的には麻酔導入はセボフルレンと笑気によるslow inductionで行い，静脈ラインを確保したら，フェンタニルとジアゼパム（またはミダゾラム）のNLAで維持する．心機能が良好で体重が10kg以上のVSDなどの単純心奇形では，GOSなどの吸入麻酔薬中心の麻酔維持も可能であり，手術室での抜管も可能である．

1）肺への血流が増加しているケース[7]

　肺動脈狭窄を伴わず心房中隔欠損，心室中隔欠損，動脈管開存などを有している例が挙げられる．酸素化に十分な肺血量が確保されているが，多くは肺高血圧症を合併しており，肺のガス交換機能が損なわれることも少なくない．麻酔の最大の課題は如何に肺への血

表7 肺血管抵抗に影響を与える因子

肺血管抵抗 ↑	肺血管抵抗 ↓
Hypoxia	Oxygen
Hypercarbia	Hypocarbia
Acidosis	Alkalosis
PEEP	
Atelectasis	交感神経遮断
High Hematocrit	Low hematocrit
外科的肺動脈の圧迫	

流量を減らすかにある(表7).肺への血流が増大すると,その分体循環への血流量が減少し十分な血圧を保てなくなり,心臓をはじめとする臓器環流に支障を来し,時に重篤な代謝性アシドーシスを招き容易に心不全となる.麻酔科的に肺血量を減らす方法としては,(1)吸入酸素濃度を下げる(room air で管理することはいつものこと),(2)$PaCO_2$を45mmHg前後のややhypercarbiaにする,(3)PEEPを行う,などがあげられる.しかし,一番有効なのは術野から肺動脈を軽く圧迫してもらうこと(一過性の肺動脈絞扼術).逆に大動脈周囲の操作で肺血量の増大を招くこともあり,術野をよく見ておく基本を忘れてはならない.肺血量が増加すると一般にSpO_2が上昇することから,パルスオキシメーターは極めて有用であり,これを参考にしながら吸入酸素濃度をこまめに調節する必要がある.肺血量の増加に伴うと思われる低血圧には,血管収縮剤はかえってこれを増悪させることもある.カルシウムもあまり有効でないことが多い.β作用を有するエホチールやエフェドリンで心臓の収縮力の増強に期待する.必要ならばドパミンなどのカテコールアミンの使用も躊躇しない.肺血流と体血流のアンバランスは患児の年齢に大きく左右される.一番麻酔管理上厳しいのは乳児のVSD＋PHであり,概して1歳以上の同疾患とは文字通り雲泥の差である.麻酔は心機能の抑制を避けることが第一であり,前投薬は2時間前にセルシンシロップ 0.7mg/kg(最大10mg)またはトリクロリールシロップ100mg/kg経口投与を行う.新生児ではあえて前投薬はしていない.麻酔導入は吸入麻酔(セボフルレン)と笑気で行う.維持はフェンタ

ニルを中心にジアゼパムを状態に応じて用いる．吸入麻酔薬はあまり好んで用いないが，これも患児の状態に左右される．

2）肺への血流が減少しているケース[7]

　肺動脈狭窄を有している例がこれに当たる．心房中隔または心室中隔欠損などにより右→左の心内シャントを有することが多く，チアノーゼが顕著である．以前は，肺への血流確保のため Blalock‐Taussig shuntなどの姑息術の対象になったが，最近は一期に根治術に至るケースが多い．麻酔管理の最大のポイントは肺動脈の狭窄を増強させないことにある．ファロー四徴症のanoxic spellに見られるように，交感神経の興奮が心臓の変時的および変力的の収縮増強とともに容易に肺動脈の狭窄を増強させる．そのため十分な麻酔深度を保つことが肝要である．血圧の上昇および脈拍の上昇は早期に対処しなければならない．特に脈拍の上昇の方が血圧の上昇より肺血流の減少を招くため，より危険である．また，肺血流が麻酔中に生じる体血管拡張にあっても保たれるよう十分な容量負荷も重要である．肺動脈への血流の低下は，SpO_2の低下や呼気終末炭酸ガス濃度の減少，術野(心臓)の暗赤色化などでとらえられ，続いて低酸素による循環虚脱が生じる．対策としては100％酸素による換気，メトキサミン，フェニレフリンによる体血管抵抗を上昇させる，メイロンによるアシドーシスの補正，吸入麻酔薬（セボフルレン）による狭窄路のスパスムの改善などがあげられる．また，肺動脈狭窄は，手術操作を契機としてもよく生じることもよく覚えておくべきである．麻酔は心収縮力の適度な抑制，ストレス反応の抑制，十分な容量負荷，過度の体血管拡張を避けることである．前投薬は，啼泣などでspellを起こすような症例では十分な前投薬が必要がある．たとえば2時間前に経口セルシンシロップ 0.7mg/kg（最大10mg）とし，1時間前にプロメタジン（ピレチア®）1 mg/kg，ペチロルファン1 mg/kg筋注．麻酔導入は同様に吸入麻酔薬による slow induction とし，維持はフェンタニル，ジアゼパムに循環動態が安定していれば積極的にセボフルレンなどの吸入麻酔薬を用いる．

3）肺動脈閉鎖のケース

 中心肺動脈があるケース，ないケースがあるが，肺への血流の供給は主に体動脈からの側副血行路または動脈管（開存していれば）からの供給によっている．中心肺動脈がないケースでは，側副血行路が時として細いものを含めれば多数，至る所にあるため，皮膚切開からやたら出血が多いことがある．また，このような病態では数本（3～4本）の太い側副血行路があり，主要大動脈－肺動脈側副動脈（Major aorto-pulmonary collateral artery；MAPCA）と呼ばれる．このような場合でも，体血圧を保つことで肺への血流は確保される．しかしながら，側副血行路が不十分である場合では，少しばかりの低血圧でもSpO_2が低下するようなケースもある．カテコールアミン（主にドパミン）の投与を積極的に行い，血圧を保つことが肺への血流の維持になり麻酔を容易にする[8]．

4）Fallot 四徴症

 Spellが起こらなければ肺血流は比較的保たれ，一般に体血圧と正の相関がある．spellがなければ一般には左－右シャントであり，肺血流は増加しているので，それに準じた麻酔管理が要求される．つまり，換気とSpO_2が保たれていればFIO_2は低い方が良い．換気はnormocapniaとする．十分な容量負荷と麻酔深度を保ち，spellを起こさないことが一番重要．しかし，それが過ぎて過度の心抑制は低血圧を招き，容易に肺血流の減少と心不全を招く．

 SpellはFallot四徴症の専売特許のようだが，肺動脈狭窄を有している患者であれば，心奇形が単純なVSDでも起こりうる．spellの最初の症状は，$EtCO_2$の低下とSpO_2の低下であり，次に血圧の低下などが起こる．多くの場合，hypovolemiaが背景にあることが多いので，容量負荷とともに100％酸素で換気，血管収縮剤の投与で血圧の維持を図る．心筋の過収縮が肺動脈流出路の狭窄を助長するのがspellの背景にあることから，心筋収縮力を抑えるβ遮断薬も有効とされている．このとき，spellと心不全の鑑別は重要である．常に術野をみて，視覚で心筋の動きをモニタリングすることは，他の心臓手術の麻酔と同様に重要である．β遮断薬としては，ランジオロー

図7 大動脈縮窄症

ルを0.05～0.1mg/kg程度をbolusで投与する．

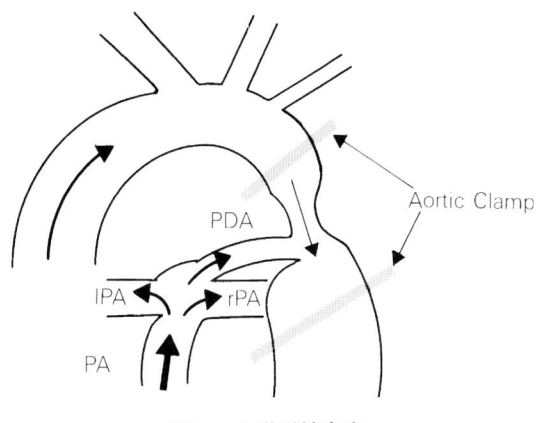

5）大動脈縮窄症（図7）

　新生児緊急手術になる代表例である．病態生理としては，大動脈弁狭窄症に似て左室への多大な圧負荷と左室肥大であるが，動脈管や側副路を通じての下肢への血量がある程度保たれている．合併奇形（しばしばVSD）と狭窄がどの程度（圧較差やその範囲）かを把握しておく．圧ラインおよびパルスオキシメータは必ず右手と下肢（または股動脈）とする．大動脈狭窄症にはしばしば大動脈弁狭窄を合併するため，その情報が無くてもそのつもりで麻酔管理を行う．合併奇形に伴う肺血量をコントロールし，いかに血圧の安定した麻酔を行うかにつきる．大動脈クランプ時の脳への血流低下が懸念されるためhypocarbiaにはしないこと．また，クランプ時の脊髄虚血による障害を抑える目的で体温は34度台にて管理する．この麻酔管理は縮窄症の極形といわれる大動脈弓離断症でも同じである．

6）Fontan Circulation（図8）を有する患者の麻酔

　先天性心疾患では，根治術がなされれば生理的にも解剖学的にも正常の循環動態が得られるが，左室または右室が極端に小さい，または無いときは実質的に一つの心室しか有さず，解剖学的根治は得

図8　Fontan Circulation

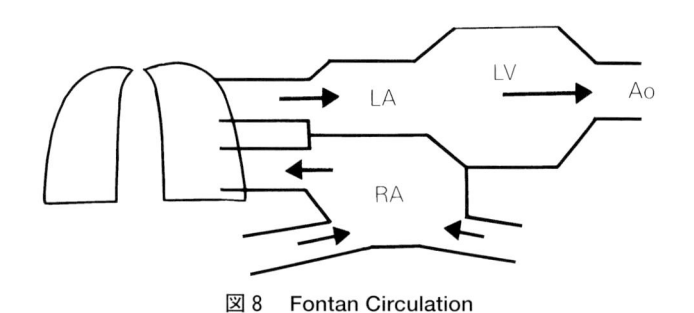

られない．そのようなケースで行われる生理的根治をめざす手術形式がFontan operationである．すでに確立された治療法で，今後Fontan operation後の患者（Fontan Circulationをもつ患者）の麻酔も増加することは想像に難くない[9]．図に示すとおり，機能的右室がなく，肺へのそして左心への血流は右房圧と左房との圧較差と肺動脈血管抵抗に依存する．したがって，いかに肺動脈の抵抗を下げるかが麻酔のポイントとなる．吸入酸素濃度は高めに保ち，hypocarbiaに誘導することで肺血管抵抗は減少する．しかしながら，hypocarbiaはいわゆるCO_2 responseにより脳血流の減少を招く懸念がある．特に機能的左室が右室型心室である場合，これにFontanを施行した例では心拍出量が少ないものがあり，hypocarbiaによる脳血量の減少がより懸念される．したがって，肺血管抵抗がコントロールできるならば，換気はnormocarbiaとして40mmHgとするのが望ましい[10]．基本的に陽圧呼吸は好ましくなく，早期の陰圧呼吸へのweaningが望まれる．陽圧呼吸下ではなるべきI：E比を小さくする（1：3とか1：4）ほうが平均気道内圧が低下し，Fontan Circulationには望ましい．PEEPは原則として好ましくないが，無気肺を作ると肺血管抵抗が高くなり，Fontan Circulationには負担が大きいので，それを防ぐ意味から3〜5cmのPEEPを施しておくべきである．これらの換気設定に加えて，容量負荷を十分に行いCVPを高めに保ち，常にある程度の左房圧（左心前負荷）を保つ．ただし，肺血管抵抗が低い症例では，それほどCVPを高く保たなくても十分な前負荷（左房圧）は得られるので，Fontan Circulation＝高いCVPというわけではない．言い換えれば，循環動態が許すならばCVPは低ければ低くて良いと

も言える．麻酔管理上左房圧のモニタリングがあれば申し分ないが，開胸手術でなければそれもままならない．前負荷の指標をCVPに置き換えて管理することになる．CVPが上昇するにもかかわらず循環動態が改善しないときは，まず心不全を疑い，カテコールアミン（ドパミン）の投与を行う．また，肺血管抵抗が上昇している可能性もあるので，NOなどにより肺動脈を拡張させることも必要であろう．体血管拡張による後負荷の減少は，Fontan Circulationで特に心機能が良くないときは心拍出量が増加し，その点では好ましいが，さらなる血圧低下を招くと冠動脈灌流圧の低下に伴う心の酸素需要供給バランスを崩す危険があることを十分考慮しなければならない．

3．大血管外科の麻酔

1）総　　論

　胸部および腹部の大動脈瘤が対象疾患であるが，当然ながら循環動態の安定という最も基本的な麻酔管理が要求される．特に急激な血圧の上昇に伴う瘤の破裂は全面的に麻酔医の責任が問われる．挿管前に動脈ラインが確保されていることが望ましい．また，これらの疾患は動脈硬化性であることがほとんどなので，他の血管，特に脳血管や冠動脈の狭窄や閉塞が無いか否かの検索は重要である．冠動脈については，たとえ術前の負荷試験などでnegativeであれば，conorary angiographyを施行していることはあまりないのが現状であるが，それでもcoronaryに狭窄などがないとは限らないので，冠動脈に何らかの疾患があるという意識を持つことが重要である．また，これらの疾患の患者は高齢者が多いため，脳血管の細い血管には病変があるという意識も持ってhyperventilationは避けてnormocapniaを保つこと．胸部大動脈瘤においては，その病変および手術形式によって動脈ラインのとる位置を考慮しなければならない．術前から外科医（研修医はわかっていないため，病棟係の外科医）によく話を聞いておくこと．患者の血管自体が脆いため，人工血管置換後の吻合部からの出血は術者の技量に大きく左右される．スタッフに相談して，術者に応じ輸血や輸液が追いつかなくて低血圧にならないよ

うに周到な準備をしなければならない．

2）麻酔導入

心臓に問題がなければ，通常の急速導入と同じでかまわない．気管内挿管時の血圧変動に素早く対応するためには，麻酔導入前に動脈圧ラインを局麻下に得ておくのがよい．また，挿管直前に血圧の変動を抑制するためにリドカイン1mg/kgを静注しておく．循環動態の安定を第1とするなら，フェンタニル，ジアゼパムで導入するのが無難．胸部大動脈瘤では手術室での抜管が必要ないので，投与量をあまり考える必要はない．

3）麻酔維持

人工心肺を使用する胸部大動脈瘤ではNLAまたはFentanyl - Propofolで維持し，循環動態に応じてイソフルレン，セボフルレンなどの揮発性麻酔薬を用いる．フェンタニルの投与量としては20～30μg/kgとすれば，術当日には麻酔から覚醒する．腹部大動脈瘤ではGOSまたはGOIで維持し，手術室内での抜管を目指す．

4）硬膜外麻酔の併用

腹部大動脈瘤や下行胸部大動脈瘤においては，硬膜外麻酔の併用は術後鎮痛をかねて有力である．硬膜外穿刺に伴う硬膜外血腫を避けるため，抗凝固，抗血栓剤は2週間前に切っておくことが安全．ヘパリンを用いるため，術前日に硬膜外チューブを留置しておく．

5）下行大動脈瘤における片肺換気

この疾患に限らず，肺外科や食道癌の麻酔管理で頻用される．下行大動脈瘤では右肺の片肺換気が要求される．右肺用と左肺用があるが，この場合は左肺用を用いる．仰臥位で挿管後，ダブルルーメンを一つ一つ閉塞させて聴診器にて片肺換気が可能なことを確認し，側臥位にして必ず気管支ファイバーにて再確認．予防目的で20～30分ごとの肺のinflationを薦める人がいるが，利益はない．下手な外科医にかかると，膨らました肺を無造作につぶして肺損傷を招きかね

ない．hypoxia にならない限り何時間でも non - dependent lung は虚脱したままにしておく．その方が術野がよくみえて手術も早く進む．もし hypoxia に陥ったときの対策としては後述するが，dependent lung への PEEP，non - dependent lung への CPAP を行う．（呼吸器外科手術の麻酔を参照）

6）Total Circulatory Arrest

胸部大動脈瘤の近位端の吻合時に患者体温を18度以下にして，すべてのポンプのフローを止めて行う．この間，まったく脳を含めてすべての臓器への酸素の供給はストップする．その間，首から頭部の表面冷却を行う．これは人工心肺が始まってからすぐに行う方がいい．その間，瞳孔の大きさ，左右差をこまめに観察して，異常が見られれば外科医に報告する．一般には約40分までは Total circulatory arrest は可能と言われている．

7）腹部大動脈瘤破裂の緊急手術

比較的循環状態が維持されているケースではいい緊急オペ適応であるが，麻酔をかけると必ず循環動態は悪化する．筋弛緩薬の投与に伴い腹部の筋肉が弛緩し，そのため破裂した動脈への圧迫が緩み，ますます出血を助長する．十分な輸液，輸血ルートの確保を確保したうえで(必ず上半身)，外科医におなかを抑えてもらいながら麻酔を導入する場合もある．筋弛緩薬を使わずに挿管すべきとの意見もあるものの，麻酔も十分できない状態では現実的に不可能なことが多い．また，筋弛緩薬なしで腹部の手術も不可能に近い．筋弛緩薬を用いてもいいから，その後に起こりうる事態を十分想定して麻酔をかけること，そして一刻も早く外科医に開けてもらって動脈をクランプしてもらい循環動態の安定を計る方が得策である．十分な輸血量が確保していなければ，出血を再利用するための血液回収装置を準備する．カテコールアミンの準備も怠りなく．麻酔導入前に肘動脈から occlusion balloon 付きのカテーテルを入れて，腹部動脈瘤直上にバルーンを膨らませて，血圧の維持を計りつつ麻酔導入をすることは麻酔管理を著しく容易にする．

8）解離性上行胸部大動脈瘤の破裂，心タンポナーデの麻酔

　解離性上行胸部大動脈瘤の破裂にはしばしば心タンポナーデが伴い，一刻を争う緊急手術が必要である．緊急手術になるような破裂とは，瘤が文字通り破裂して動脈性の出血がみられるという手の施しようのない病態を指すのではなく，瘤の一部から血液がリークし，心嚢内にたれ込んだ状態（心タンポナーデ）であることが多い．ために血行動態は典型的なCVPの上昇，血圧の低下がみられる．カテコールアミンの投与でこれに対処され，症例によっては比較的血行動態が保たれているケースも珍しくない．このようなケースでは慎重な麻酔導入にもかかわらず，血圧は低下し，すぐにカテコールアミンの投与（ときにはエピネフリン）できるように準備しておく．また，急速輸血が必要で，限られた時間で素早い準備をしなければならない．手術はFemoral送血，Femoral脱血で行われるため，人工心肺の準備と開胸が同時進行する．開胸まで首尾良く循環動態が維持できた場合，心膜切開時には少しずつ切開してもらわねばならない．本来，心機能が良い患者ではタンポナーデ解除に伴い急激に血圧が回復，多くのケースでカテコールアミンが投与されているので，異常な高血圧を呈することになる．この急激な血圧上昇により動脈瘤が文字通り破裂するため，外科医とのコミュニケーションを密にしてゆっくり行うことが肝要である．

参 考 文 献

1) Kawaguchi M, Hayashi Y, Kuro M, et al：Successful treatment of acute intraoperative myocardial infarction with percutaneous transluminal coronary angioplasty under cardiopulmonary bypass. Anesthesiology 76：472-474, 1992.
2) 安藤富男，上藤哲朗：心臓麻酔患者の術前評価．心臓血管麻酔ハンドブック 改訂第3版，奥村福一郎（編），pp1-18, 南江堂，東京，1998.
3) Hayashi Y, Uchida O, Takaki O, et al：Internal jugular vein catheterization in infants undergoing cardiovascular surgery；An analysis of the factors influencing successful catheterization. Anesth Analg 74：688-693, 1992.
4) Maruyama K, Nakajima Y, Hayashi Y, et al：A guide to prevent deep insertion of the cannulation needle during catheterization of internal jugular vein. J Cardioth Vas Anesth 11：192-194, 1997.
5) Maruyama K, Hayashi Y, Ohnishi Y, et al：How deep may we

insert the cannulation needle for catheterization of internal jugular vein in pediatric patients undergoing cardiovascular surgeries ? Anesth Analg 81 : 883 - 884, 1995.
6) Hayashi Y, Maruyama K, Takaki O, et al : Optimal placement of CVP catheter in paediatric cardiac patients. Can J Anaesth 42:479-482, 1995.
7) Wessel DL, Hickey PR:Anesthesia for congenital heart disease. Pediatric Anesthesia, Gregory GA(ed), Churchill Livingstone, New York, 465-522, 1994.
8) Hayashi Y, Takaki O, Uchida O, et al: Anesthetic management of patients undergoing bilateral unifocalization. Anesth Analg 76:755-759, 1993.
9) Yamashita A, Hayashi Y, Horinokuchi N, et al : Anesthetic management of pediatric patients following Fontan operatrion. J Anesth 11 : 65 - 67, 1997.
10) Bradley SM, Simsic JM, Mulvihill DM:Hyperventilation impairs oxygenation after bidirectional superior cavopulmonary connection. Circulation 98 : II - 372 - II - 377, 1998.

4 心臓疾患を持つ患者の非心臓手術の麻酔管理

　術前に心疾患（特に冠動脈疾患, coronary artery disease；CAD）を疑われる患者の術前評価について2002年度のACC/AHAのガイドライン[1]がある．本稿ではそれをまとめ，それを基礎として補正，追加を行った．このガイドラインはやや評価が甘いとの批評もあり，必ずしも本邦でも応用できるかについては今後議論がでるものと思われるが，簡潔かつ分かりやすいので大いに参考にしてほしい．

1. 術前評価

1）臨床予測因子（Clinical predictor）の検討
術前に患者が有する危険因子を3つに分けて分類する．

（1）Major Clinical predictor
- 急性心筋梗塞（発症から7日以内）
- 発症から1ヵ月以内の心筋梗塞の既往
- 不安定狭心症または重篤な狭心症（Canadian class III またはIV）
- 非代償性の心不全
- 重篤な不整脈（高度な房室ブロック，基礎的な心疾患を有し，症状がある心室性不整脈，心室の脈拍が制御できない上室性不整脈）
- 重篤な弁疾患

（2）Intermediate Clinical predictor
- さほど重篤でない狭心症（Canadian class I またはII）
- 陳旧性心筋梗塞（発症から1ヵ月以上）
- 代償性心不全（心不全の既往がある）
- 糖尿病（特に現在インシュリン治療中）
- 腎不全（術前のクレアチニン値が2.0mg/dl以上）

（3）Minor Clinical predictor
- 高齢者（70歳以上）

- 心電図異常（LVH, 左脚ブロック，ST‐T変化）
- 洞調律以外のリズム（たとえば Af）
- 運動制限あり（普段の買い物で買う程度の食料品をもって階段を1階登れない）
- 脳卒中の既往
- コントロールできていない高血圧

【参考）】Canadian class とは（冠動脈疾患を有する患者の分類）
① 通常の労作（歩いたり，階段を上ったり）では狭心症は起こらない．仕事やレクリエーションでの激しい長時間の運動により狭心症が生じる．
② 日常生活にわずかに制限がある．たとえば，(1)急いで歩く，(2)急いで階段を上る，(3)坂を登る，(4)食後，寒い日，風の日，感情的にいらいらしているとき，(5) 1階から3階まで普通の速さで上る，などで狭心痛がある．
③ 日常生活に著しい制限がある．1〜2ブロック歩くと狭心痛があるとか，1階から2階に上るだけで狭心痛がある．
④ どのような肉体的活動でも狭心痛がある．安静時にもある．

2）患者の運動能の評価

Metabolic equivalent level（MET）で評価する．基礎代謝量を1として，それの何倍までの運動予備能があるかにより患者の運動能を評価する．周術期のリスクとなるのは4 METs以下である．

【参考】METの評価方法
① 1 METに相当するもの：自分で身の回りの事ができる，自分で服を着れる，家の中を歩ける，平地を1ブロック普通に歩ける，などがあげられる．
② 4 METsに相当するもの：日常生活ではゴミ出しや皿洗いなどの軽い運動ができる，階段を上れる，坂道を歩ける，平地を少し早く歩ける，短い距離なら走れる，床を拭いたり，重い家具を持ち上げて移動させる．
　　運動ではゴルフ，ボーリング，ダンス，テニス（ダブルス），野球のボールやフットボールを投げる．
③ 10METs以上に相当するもの：水泳，テニス（シングルス），フットボール，野球，スキーができる．

3）施行手術の評価
① High（cardiac risk 5％以上）
緊急手術(特に高齢者の)，大血管手術，末梢血管の手術，長時間手術．
② Intermediate（cardiac risk 1～5％）
頸動脈内膜剥離術，頭か首の手術，胸部または腹部の手術，整形外科手術，前立腺の手術．
③ Low（cardiac risk 1％以下）
内視鏡手術，体表面の手術，白内障の手術，乳房の手術．

4）患者の総合評価
以下の step に沿って進めることで患者の評価ができる．
Step 1
術前に患者の心機能の評価をする余裕のない緊急手術は，是非もなく患者を手術室へ．
Step 2
過去5年に患者が冠動脈再建(CABG，PTCA)を受けていて，虚血を疑わせる臨床症状がなく症状が安定していれば（心不全などがない），特に追加の検査は必要なく手術可能．
Step 3
2年前までに冠動脈について検査をしていて，その後新たな症状や症状の悪化がなければ，新たな検査なしで手術可能．
Step 4
患者がMajor Clinical predictorを有している場合は，さらなる治療で改善をみるまで手術は延期または中止．
Step 5
患者が Intermediate Clinical predictor を有している場合は Step 6へ，Minor Clinical predictor を有している場合は Step 7へ．
Step 6
Intermediate Clinical predictorを有する患者で4 METs以上の運動能があれば，Intermediate以下の手術を施行しても心臓合併症のリスクは低いので手術可能．運動能が4 METsに達しない患者や Major

な手術を施行する場合，またIntermediate Clinical predictorが複数ある場合は，さらなるnon-invasive test（負荷心電図など）を行う．また，手術がminorなものであれば，患者の運動能にかかわらず手術可能．

Step 7
Minor Clinical predictorを有する患者では，4 METs以上の運動能があれば手術可能．運動能が4 METsに達しないとき，手術がIntermediate以下であれば手術可能．しかし，手術がHighのときは，さらなるnon-invasive test（負荷心電図など）を行う．このとき，特に複数のMinor Clinical predictorを有しての血管外科の手術は要注意である．

Step 8
Step 6およびStep 7におけるnon-invasive testの結果（循環器内科の判断を聞く），リスクが低いと判断されたら手術可能，高いと判断されたら，さらなる検査（coronary angiographyなど）やCABG，PTCAを考慮．

2．術前の特定な循環因子の対処法

1）高 血 圧
stage III以上の高血圧（収縮期180mmHg以上，拡張期100mmHg以上）は術前から十分なコントロールが必要．緊急手術で時間がないときは，β遮断薬が効果が早くて適切である．術前から投与されている降圧薬は周術期も投与するのがよい．

2）弁 疾 患
弁狭窄で心不全やショック症状がある場合は弁疾患の手当を優先する．症状があっても閉鎖不全疾患は狭窄疾患より耐えうる．術前の薬物療法により十分なコントロールで状態の安定を得られれば，非心臓手術後に逆流している弁の手術をする．しかし，閉鎖不全疾患でも左室機能が悪い場合，周術期のストレスには耐えられないので，弁の修復を優先する．

3）心筋疾患

肥大性心筋症，拡張型心筋症は周術期に心不全に陥る可能性が高い．術前より循環動態の安定と術後の集中治療が必要になる．

4）不整脈，伝導異常

不整脈や心筋の伝導異常はその基礎疾患の検索を第1とする．症状がある場合は不整脈の治療を優先する．心室性不整脈が頻回にみられる場合や，心室性頻脈があるが無症状の場合は，周術期の心臓合併症のリスクの増加は伴わないので，手術可能である．

5）植え込み式ペースメーカーとICD

ペースメーカーの種類や作用モード，さらには手術中に用いる電気メスなどの電気機器との干渉などを把握しておき，患者が術前どれくらいペースメーカーに依存しているかを調べる．それにより術中のペーシングモードを決定する．洞不全症候群などでまったくペースメーカーに依存していれば，電気メスの干渉によりペースメーカーが抑制されるのは好ましくないので，AOOまたはVOOペーシングがいいだろう．また，ほとんど自己レートで循環が保たれ，ペースメーカーにほとんど依存がなければ，AOOやVOOペーシングにするとR on Tなどを招く危惧がある．術前のペーシングモード（多くはDDD）を維持するのがよい．手術途中でモードを変更できるよう，手術中はペースメーカーの業者にオペ室内で控えてもらっておく．ICDは手術中は切っておき，手術終了後すぐに再開する．

3．術前検査の追加について

以下に示す表8の分類に沿ってAからDまでに分類する．

1）心エコーによる左室機能検査
〔A 分 類〕
・患者が十分コントロールできていない心不全にあり，過去に検査されていないとき．

表 8　検査の必要性に分けて 4 つに分類

> A 分類：有効性が明らかであるのでそうすべきもの
> B 分類：有効性については議論があるが，有効とする意見が多い
> C 分類：有効性については議論があるが，無効とする意見が多い
> D 分類：有効性はなく，むしろ有害．そうすべきでないもの

〔B　分　類〕
・患者に心不全の既往があり，原因不明の呼吸困難がある．
〔D　分　類〕
・心不全のない患者のルーチン検査．

2）運動または薬剤負荷心電図
〔A　分　類〕
・CAD がかなり疑わしいとき．
・既に CAD と診断されていたが症状の変化がみられたとき．
・冠動脈再建術前に心筋虚血の証明のため．
・CAD に対する治療効果を評価するため．
〔B　分　類〕
・これまでの評価が不十分な場合の負荷時の評価．
〔C　分　類〕
・CAD の診断が確実なもの，またはほとんど確実でないと考えられるもの．
　（例えば，安静時の心電図で既に 1 mm 以下の ST 低下，ジギタリスで治療中，明らかな左室肥大．）
〔D　分　類〕
・安静時心電図の性状が負荷心電図の診断を不可能にする場合．
　（pre-excitation syndrome，心室ペーシング中，安静時ですでに 1 mm 以上の ST 低下，左脚ブロック．）
・再度 PTCA や CABG ができない患者．
・症状のないヒトのルーチン検査．
・若い人で不整脈の検索のための検査．

3）冠動脈造影

〔A 分 類〕
・患者がCADを強く疑われる場合か，すでに確定している患者で，non-invasive testで明らかにhigh riskと判断された場合．
・適切な内科治療に反応しない狭心症．
・不安定狭心性でintermediateまたはhigh riskの手術予定の場合．
・Major Clinical predictorを有するか複数のIntermediate Clinical predictorを有する場合．

〔B 分 類〕
・複数のIntermediate Clinical predictorを有し，血管外科手術を行う場合（non-invasive testを優先して）．
・中等度から広範囲の虚血を有するがMajor Clinical predictorおよび複数のIntermediate Clinical predictorはなく，左室駆出率も低下していない．
・Intermediate Clinical predictorを有する患者でhigh riskの手術．
・急性心筋梗塞からの回復期で緊急手術患者．

〔C 分 類〕
・周術期に心筋梗塞となったもの．
・Canadian class ⅢまたはⅣの狭心症でlow risk以下の手術．

〔D 分 類〕
・CADと診断されているが手術がlow riskの場合やnon-invasive testでriskが高くないと判断されたとき．
・冠動脈再建後症状がなく，運動能が高い（7 METs以上）．
・安定狭心症で左室機能が良好またはnon-invasive testでriskが高くないと判断された患者．
・冠動脈再建術ができないまたは拒否している患者．
・non-invasive testでriskが高くないと判断された肝，腎，肺移植患者の術前検査．

4．Non-cardiac surgeryの前のCABGとPTCA

CABG，PTCAいずれもnon-cardiac surgeryを行うために，これら

の冠動脈の処置を優先することはない．CABG，PTCAの本来の適応に従って行い，Non-cardiac surgeryの予定の有無に左右されない．

施行予定のNon-cardiac surgeryがhighまたはintermediateに入る場合で，CABGにより明らかに改善する場合はCABGを優先させる．

PTCAを行う場合，バルーンによる拡張ではその傷が癒えるまで最低1週間，ステント留置では最低でも2週間，できれば4～6週間待って手術をする．

5．周術期の薬物治療

周術期の薬物療法でその有効性が証明されているのはβ遮断薬のみである．

患者の症状がβ遮断薬で治まっている場合や，術前検査で虚血が証明されて血管外科手術を受ける場合は，いずれもA分類である．また，術前検査で高血圧のコントロールができていないものや，CADのMajor risk factorを有している患者でもB分類である．

> 【参考】CADのMajor risk factor
> 高齢者(70歳以上)，脳卒中の既往，陳旧性心筋梗塞，心不全の既往，狭心症の既往か今そうである，糖尿病(特にインシュリン治療中)，腎不全(クレアチニン値が2.0mg/dl以上)

なお，ニトログリセリンについては，心筋虚血の症状がある高リスクの患者でニトロ製剤の処方を受けている患者では，術中投与はA分類であるが，心筋虚血の予防的な投与は概してC分類とされる．また，術中に低血圧やhypovolemiaになったときはD分類となる．

6．冠動脈疾患を有する患者の麻酔管理

1）前投薬
通常でよいが，重症例ではモルヒネを用いる．

2）麻酔導入
導入は患者の心機能による．心機能が良好で心筋虚血がコント

ロール良好の場合は，チオペンタールまたはプロポフォールによる導入でも極端な低血圧とならない限り心機能は維持される．しかし，心機能に問題がある場合や，術前の虚血のコントロールが不十分なケースでは，心臓への影響が少ないフェンタニルとジアゼパムまたはミダゾラムにより導入するのが望ましい．筋弛緩薬はベクロニウムでよい．動脈ラインを局所麻酔下に得て，観血的動脈圧のもとで導入するのが望ましいが，心機能が良ければ導入後でもかまわない．

3）麻酔維持

患者の心機能によって維持の方法は違う．心機能が良好で術前の狭心症がよくコントロールされていれば，通常の麻酔維持で対処可能．GOS，GOI，Propofol-Fentanylいずれでもよいし，術後手術室にての抜管も可能．心機能が低下しているケースや冠動脈の狭窄が3枝に及ぶなどの症例では，NLA（フェンタニル＋ジアゼパムまたはミダゾラム）にセボフレンなどの吸入麻酔薬を用いて循環動態を調整する．フェンタニルの投与量を上げると循環動態は安定するが，手術室にての抜管が難しくなる．術後にICUが確保されていれば手術室での抜管にこだわる必要はない．硬膜外麻酔は血圧が維持できれば使用可能．

4）モニタリング

通常のモニタリングに加えて観血的動脈圧，中心静脈圧（カテコールアミン投与ルートとしても重要）に加えて，心機能の低下例では肺動脈カテーテルを用いる．また，NICOを用いれば非観血的に心拍出量が得られる．肺動脈カテーテルを入れるほどではないが，心拍出量値が必要なときは便利である．

5）実際の麻酔管理

冠動脈拡張作用を期待して亜硝酸剤のニトログリセリン（0.5 μg/kg/min）またはイソソルビド（ニトロール®）（1.0 μg/kg/min），Caチャンネル遮断薬のジルチアゼム（1.0 μg/kg/min），ATP感受性Kチャンネル開口薬のニコランジル（シグマート®）（1.0 μg/kg/min）

を持続投与する．通常は亜硝酸剤とニコランジルの組み合わせで投与するが，術前からスパスムを疑わせる症例ではジルチアゼムを加える．また，周術期の脈拍の上昇は術中心筋虚血のリスク因子であるので，80bpm以下にコントロールが望ましい．脈拍のコントロールが必要なときはランジオロール（5μg/kg/min）を投与し，脈拍をみながら投与量を調整する．

　手術中の血圧低下には積極的に対処する．一過性の血圧低下にはメトキサミンを用いるが，脈拍が50bpmより低下するときは，さらなる徐脈化を防ぐ意味でアトロピンまたはエホチール®を用いる．また，これらの薬剤の効果は一過性であるので，再度血圧低下などが起きればドパミンの持続投与を始める．循環管理の目標は，冠動脈への十分な灌流圧の維持（拡張期で60mmHg以上）と頻脈の防止（80bpm以下）である．

　麻酔導入とともに麻酔薬による血管拡張作用により相対的にhypovolemiaとなり，血圧は低下するので積極的に容量負荷を行う．ただし，ここで行った容量負荷は麻酔終了後過負荷となり，心臓の負担になることもあり得る．循環動態の安定が得られれば積極的に尿量を確保したい．

　ドパミンを10μg/kg/minまで用いても血圧が維持できなければ，ノルエピネフリンを0.05μg/kg/minより用いて積極的に血圧を維持する．

6）術後管理

　術後の疼痛と低酸素血症が心筋虚血の引き金になる．術後の疼痛管理は重要である．また，術後は翌朝まで酸素を投与する．

7）冠動脈疾患のリスクファクターを有する患者の麻酔管理

　高齢者(70歳以上)，脳卒中の既往，陳旧性心筋梗塞，心不全の既往，狭心症の既往か今そうである，糖尿病（特にインシュリン治療中），腎不全（クレアチニン値が2.0mg/dl以上）のリスクファクターを有する患者は，明確なCADがなくてもそのリスクファクターの数に相関して術後に心臓合併症がより多く発症する．麻酔管理は通常

の麻酔導入,維持で行うが,このようなリスクファクターを有する患者では明らかなCAD有無にかかわらず,ランジオロール(5 μg/kg/min)を投与し,脈拍を少なくとも80bpm以下になるように投与量を調整する.(最近の臨床研究では,β遮断薬で脈拍のコントロールを行うことで,その合併症が有意に減少することが証明されている.)[2)4)]

参考文献

1) ACC/AHA guideline update for perioperative cardiovascular evaluation for noncardiac surgery — Executive summary : A report of the American college of cardiology/American heart association ; Task force on practice guideline(Committee to update the 1996 guidelines on perioeprative cardiovascular evaluation for noncardiac surgery). Anesth Analg 94 : 1052 - 1064, 2002.
2) Mangano DT, Layug EL, Wallace A, et al : the Multicenter study of perioeprative ischemia research group ; Effects of atenolol on mortality and cardiovascular morbidity after non cardiac surgery. N Eng J Med 335 : 1713 - 1720, 1998.
3) Poldermans D, Boersma E, Bax JJ, et al : the Dutch echocardiographic cardiac risk evaluation applying stress echocardiography study group ; The effect of bisoprol on perioperative mortality and myocardial infarction in high-risk patients undergoing vascular surgery. N Eng J Med 341 : 1789 - 1794, 1999.
4) Boersma E, Poldermans D, Bax JJ, et al : Predictors of cardiac events after major vascular surgery ; Role of clinical characteristics, dobutamine echocardiography, and β-blocker therapy. JAMA 285: 1865 - 1873, 2001.

5 小児麻酔総論

1. 術　　前

前投薬の指示と飲水指示を出す．

◆◆◆術前の時間

小児科病棟は9時消灯なので，早めに術前回診に行く．また，手術の前日の8時ぐらいまでに術前指示を書いておかないと，病棟の看護師さんから催促の電話がかかって来ます．小手術だと前日入院も多い．

1）飲水指示[1]

飲水の指示は患者の月齢や年齢で異なる．

離乳前のミルクのみの乳児の場合，そのミルクを飲む間隔により調整する．すなわち，新生児の場合は約4時間の間隔でミルクを飲んでいることが一般的であり，麻酔導入のときに一番おなかが減っている状態にするのがいいので，4時間前に最後のミルク（新生児にとっては食事）をする．もう少し月齢が経って5～6時間おきにミルクを飲んでいるときは，麻酔導入の5～6時間前に最後のミルク（食事）をとるようにする．離乳食の場合も同様に考えて，最後の食事の時間を調整する．幼児で食事のサイクルが大人と同じ場合は，術当日は絶食．

2時間前までは水分摂取は可．ここでの水分は水，お茶，ポカリ（炭酸抜きの飲料水），砂糖水などで，ジュースはリンゴジュースなら可（オレンジやグレープフルーツはだめ，特にグレープフルーツはだめ）．

2時間前にこれらの水分を10ml/kgまで摂取可．ただし，あくまでも上限であり，どうしても飲まないといけないものではない．

2）前投薬

小児の前投薬に注射を用いることはない．セルシンシロップ 0.5mg/kg（最大 10mg）を入室時刻60分前に内服，トリクロリールシロップ 50〜100mg/kg（最大 1 g）．

3）術前診察のチェックポイント
(1) 予防接種の確認
4週間以内に生ワクチン，2週間以内に不活化ワクチンを受けた子は手術不可．
(2) 出生時のエピソード
在胎週数，出生体重，Apgar score など．
(3) その他の情報
発達遅延の有無，身長・体重の標準値との比較，痙攣やてんかんの既往，合併奇形の有無，喘息の既往，アレルギーの有無，など．
(4) 親や子への説明
麻酔がかかるまでは痛いことはしないこと，麻酔のリスクは大人より高いこと，生体の対応力が弱いこと，また必ずスタッフ（麻酔専門医）がついていること，退室時の様子は泣いたり寝ていたり様々であること，などを丁寧な態度で説明する．

ある程度の年齢の子（小学生高学年以上）なら，本人に注射をするのと少し臭いマスクを嗅ぐのとどっちがいいか聞きましょう．

2．麻酔の準備

①喉頭鏡
・新生児：直 1．ただし，未熟児は直 0．
・乳児（〜1 歳）：直 1．
・1 歳以上の幼児：曲 2．
②チューブ類
挿管チューブの内径の大きさは，身長（cm）/20（たとえば身長100cmなら，100/20＝5.0で内径5.0mm）を目安，挿管後のPIPが15〜20でリークが生じるようなものがベスト．

表9　年齢によるチューブ内径の選択基準

未熟児	2.5～3.0	6歳まで	5.5
新生児	3.0～3.5	8歳まで	6.0
1歳まで	4.0	10歳まで	6.5
2歳まで	4.5	それ以上	7.0
4歳まで	5.0		

（文献2による）

年齢でチューブのサイズを選択する方法もある（表9）[2].
口角での固定長は身長 (cm)/10＋5.5
　（例えば，身長100cmなら100/10＋5.5＝15.5で15.5cm固定）
挿管チューブ，NGチューブには大人のようにキシロカインではなく，生食をつける．
③人工鼻
小児用．
④挿管チューブ固定用のテープ
⑤レスピレーターの設定
呼吸回数：16～20，吸気呼気比1.5，一回換気量は，リークのため，体重×10mlの目安よりも呼気終末のCO_2を参考に適宜調節する．できるだけ手もみをするように！（チューブが細くて柔らかいうえにカフが無いから，チューブトラブルが起こりやすい．）
⑥輸液ライン
ソリタT1と小児用輸液セットを使用，エアー抜きを丹念にやる．8kg以下の乳児では，手術時間の短い手術（鼠径ヘルニアや停留精巣など）を除いて，定量輸液セットを用いて正確な輸液を．
⑦A-line
A-lineは短めで良い（×1.50mm）．また乳児では，検査のときの採血は1ccのシリンジでとる．新生児では，採血で失った分のvolumeをPPFで補う．
⑧マスク
小児用のマスクはカートに入っているが，ちょうど合うサイズをカートまたは器材室から選んでおく．バニラエッセンスも器材室にある．

⑨薬　　　剤

微量の調節ができるように通常よりも希釈をし，微調整ができるようにする（体重10kg以下なら希釈）．希釈に使う液はソリタT1か5％糖液．

例えば，硫酸アトロピン：1 A/ 5 ml，ベクロニウム：4 mgを8 mlに（2倍希釈）．

⑩室　　　温

小児(特に新生児)は室温に応じて体温が低下しやすいので，室温は高めにしておく．例えば，新生児の場合は28～30℃に．

⑪吸　　　引

いつでもすぐに吸引ができるように準備をしておく．

⑫モニター類

(サチュレーションモニター，マンシェット，心電図の電極など)

小児用を使う．血圧測定の設定は，0～1歳児はNEO，1～12歳児はPEDIに変更しておく．

3．麻酔の導入

小児の場合は静脈ラインの確保ができないため，導入は吸入麻酔薬による緩徐導入（slow induction）で行う．

Slow Induction の方法

(1) パルスオキシメーター，心電図をつけたら（子供が暴れるようなら心電図はいらない），マスクをあてがい，笑気3 l/min，酸素3 l/min およびセボフルレン（最初から5％）の吸入開始．

(2) 入眠後自発呼吸に合わせてバッグで換気を補助しつつ，呼吸回数を増やすことで自発呼吸を消失させる．その後，静脈ルートを確保する．

(3) ベクロニウム 0.1 mg/kg を投与した後，筋弛緩の効果が得られたのを確認後，100％酸素で2～3回呼吸させたのち挿管．

(4) 挿管後，聴診で確認．リークの程度を確認．良ければ固定し，笑気を再度加え，セボフルレンの濃度を下げる．

4．麻酔維持

基本的にはGOS．体重が10kg以上あればフェンタニルを積極的に使用（手術時間によるが目安として体重あたり5 μg/kg）．

1）輸　　液
子供は脱水になりやすく，容量の過負荷にも弱い．基本的に輸液量は，術前脱水＋術野からの脱水＋維持量で計算される．容量の指標として，新生児であればまだ大泉門が閉じていないので，その膨張の具合が容量の指標になる．初めて触れるときはスタッフを呼んで，感触を確認すること．

（1）術前脱水
術前脱水の程度は，尿の様子で判断．飲水指示どおり飲んでいたら，ほとんど考えなくてもいいらしい．脱水がありそうだったら最初の1時間は15〜25ml/kgで入れていい．

（2）術野からの脱水
小手術ではほとんどなし．開腹手術では，ときに10ml/kg/hrになることもある．

（3）維持量目安
一日量として，
- 生後0日では60ml/kg．
- 生後1〜3日では80ml/kg．
- 4日〜乳児期では100〜120ml/kg．
- 体重10〜20kgでは1,000＋50×（体重－20）．
- 体重20kg以上では1,500＋20×（体重－20）．
- 0〜10ヵ月では4×体重 ml/hr．
- 10〜20ヵ月では40＋2×（体重－10）ml/hr．
- 20ヵ月以上では60＋体重－20．

2）小児の血圧と脈拍
成人に比して血圧は低いが脈拍は高い（**表10，11**）[3]．

表10　年齢別の脈拍

未熟児	150±20
新生児（正期産）	133±18
0.5歳まで	120±20
1歳まで	120±20
2歳まで	105±25
5歳まで	90±10
12歳まで	70±17
それ以上	77±5

（文献3による）

表11　年齢別の血圧

	SAP	DAP
未熟児	50±3	30±2
新生児（正期産）	67±3	42±4
0.5歳まで	89±29	60±10
1歳まで	96±30	66±25
2歳まで	99±25	64±25
5歳まで	94±14	55±9
12歳まで	109±16	58±9
それ以上	122±5	75±20

（文献3による）

5．麻酔からの覚醒と術後

1）子供は醒めやすい

子供は醒めやすいので，セボフルレンを完全に切るのは手術が終わってからにする．笑気は残しておく．

2）子供は吐きやすい

子供は吐きやすいので，目が醒めてくるまでによく胃の中を吸引しておく．気管内吸引，口腔内吸引も醒める前にやる．

3）筋弛緩薬のリバース

硫酸アトロピン　0.03mg/kgとネオスチグミン　0.1mg/kg．

4）そ　の　他
喉 頭 浮 腫

子供は喉頭浮腫を起こしやすい．気道の被刺激性が高いなど呼吸に関する問題点が多いので注意する．浮腫に対してデカドロン　2〜4 mgまたは0.5〜1 mg/kg．

6．小児の予定手術中止の基準

1）発　　熱
①かぜ症候群：38℃以上は中止．
　　　　　　38℃より低くても急性期では中止．
②入院による恐怖，不安，ストレス，啼泣，経口摂取不良による脱水による発熱：大量輸液（10〜20ml/kg/hr）でも体温低下しなければ中止．
③急性腹症，急性中耳炎，乳様突起炎，悪性腫瘍，上部尿路感染などの発熱：冷却しながら手術を行う場合が多い．

2）下痢，嘔吐
・脱水，電解質異常，酸塩基平衡異常，末梢循環障害などを来しやすい．
・下痢では中止．
・嘔吐を伴う急性腹症は輸液療法による状態改善まで手術延期．

3）ショック状態
・数時間を限度に輸液により状態改善を図る．

4）貧血（Hb＜10.0g/dl）
・生後2〜3ヵ月でHbは最低値をとり，全新生児の2.5%が10.0gを切る．
・未熟時は8gを示すこともある．
・貧血は，小児麻酔中の心停止の直接原因としてかなり高率を占めるので，予定手術は延期する
・ヘルニア程度の短時間の体表手術は，Hbが8g/dl以上あれば行う．

5）予防接種
生菌ワクチン（ポリオ，麻疹，風疹，BCG，おたふくかぜ，水痘な

ど）投与後4週間未満：手術を延期する．

　死菌ワクチン（ジフテリア，百日咳，破傷風，日本脳炎，インフルエンザ，B型肝炎など）投与後2週間未満：手術を延期する．ただし，緊急を要する場合はこの限りにあらず，危険性の説明を家族に十分行うこと．

6）急性伝染病の罹患・接触
・手術を中止する（表12参照）．

7．新生児の麻酔

　後で述べるが，出生後速やかに手術を行わねばならない疾患がいくつかあるが，新生児を麻酔するうえでいくつか留意すべき点がある．

1）胎児循環と出生時の変化
　胎盤からの血液（酸素飽和度約80％）は，臍帯静脈より胎児循環（静脈管を経て下大静脈）に入り，右房に至る．その大部分は卵円孔を経て左房に入り，わずかだが肺より戻った血液とともに左室から大動脈へ至る．上大静脈からの静脈血は，右室，肺動脈から動脈管（肺動脈の圧が高いため）を通って大動脈へ行く．
　出生後に肺呼吸の開始とともに肺血管抵抗が減少し，肺への血流が確保され，右房圧が低下し卵円孔が機能的に閉鎖，そして動脈管が遅れて閉鎖し成人循環に移行する．ただし，肺血管抵抗が高くなるような疾患（先天性横隔膜ヘルニアなど低酸素血症を招く疾患）では，成人循環に十分に移行せず胎児循環のままとなる．動脈管が閉鎖せず，静脈血がこれを介して下半身に流れるため，上半身と下半身で血圧および動脈血酸素飽和度が違ってくる．このような場合，パルスオキシメーターは上半身と下半身に装着するとともに，いずれにも動脈圧ラインをとる．

表12　主な伝染性疾患の潜伏期間と感染期間

伝染性疾患の種類	健康児における潜伏期間	感染期間 発症前	感染期間 発症後	既往疾患の有無についての問診の信頼性
ジフテリア	2～6日（ときに長くなる）	不明	治療しない場合：2～3週，抗生剤治療した場合：1～2日	高い
流行性脳脊髄炎	1～10日	不明	抗生剤治療開始後24時間まで	高い
百日咳	5～21日（平均7日）	カタル期の始め（曝露後約7日）	咳期後3週間，有効抗生剤治療した場合は短くなる	高い
結核症	2～10週	いろいろ	喀痰から菌が消失するまで．通常，有効な抗結核剤を使用後数週間まで	高い
A型肝炎	15～50日	2～3週	1～3週	やや高い
B型肝炎	6週～6ヵ月	数週	数ヵ月または数年	やや高い
単純ヘルペス，新生児感染または急性歯肉口内炎	2～12日（平均5日）	不明	数週間	低い
麻疹	小児で8～15日，成人で10～21	カタル期の始め（曝露後早くて5日から）	発疹出現後5～7日後	高い
ムンプス（流行性耳下腺炎）	12～26日（平均18日）	耳下腺炎出現前7日	耳下腺炎出現後9日まで	高い
風疹（先天性，出生後）	14～21日（平均17日）	出生時から7日	不定（5％以上は1年以上排泄，組織内のウイルスは3年間存在），発疹出現後5日間	やや高い 低い
水痘・帯状疱疹	10～21日，通常14～16日	最初の発疹出現前4日	全部の水疱が痂皮形成するまで（通常5～7日）	高い
天然痘	7～17日（平均12日）	最初の発疹出現前数日	全部痂皮が脱落するまで	高い
牛痘	3日	最初の発疹出現前数日	痂皮全部が脱落するまで	高い

（藤原孝憲ほか：小児麻酔の基礎と臨床．p155，真興交易出版，東京，1986による）

2）新生児遷延性肺高血圧症（persisitent pulmonary hypertension of the newborn；PPHN）

出生後何らかの原因（先天性横隔膜ヘルニアなど）で肺血管抵抗が非常に高いままになった状態で，動脈管レベルで右一左シャントが生じる．過換気，一酸化窒素の吸入，高濃度酸素，PGE_1などの対策はあるが，必ずしも有効とならないこともある．

3）低出生体重児の麻酔

低出生体重児の問題点としては，(1)肺サーファクタントの欠如による呼吸障害，(2)動脈管開存が遷延し，左一右シャントにより体循環への血流不足，血圧の低下，(3)未熟児網膜症があげられる．対策としてサーファクタント補充，高頻度振動換気法（high frequency oscillation；HFO），カテコールアミンの投与，吸入酸素濃度の調節（SpO_2で90〜95％，PaO_2にて50〜80mmHg）．

麻酔前投薬はなし，導入は急速導入が望ましい．サイアミラール（4 mg/kg）とベクロニウム（0.1 mg/kg）．心不全症例では，フェンタニルをゆっくり5 μg/kgくらいまで．維持はセボフルレンとフェンタニルとして，笑気は使わない．フェンタニルを使うと抜管は難しい．

参 考 文 献

1) Steward J：Preoperative evaluation and preparation for surgery. Pediatric Anesthesia, Gregory GA (ed), pp179-195, Churchill Livingstone, New York, 1994.
2) Fisher DM：Anesthesia equipment for pediatrics. Pediatric Anesthesia, Gregory GA (ed), pp197-225, Churchill Livingstone, New York, 1994.
3) Gregory GA：Monitoring during surgery. Pediatric Anesthesia, Gregory GA (ed), pp261-279, Churchill Livingstone, New York, 1994.

6 小児麻酔各論

1．先天性横隔膜ヘルニアの麻酔

　胎児診断が得られていることがほとんどであり，手術室にて経腟分娩または帝王切開にて娩出させる．帝王切開の麻酔方法は脊椎麻酔を原則とする．母親が分娩を行う隣の部屋を児用に確保し，分娩までに用意しておくべきこととして，部屋の温度をあげておくこと，一酸化窒素，HFOと気管支ファイバー（小児外科が用意してくれる），圧ライン3本（上肢，下肢の動脈圧と中心静脈圧），パルスオキシメータ2つ（上肢と下肢）挿管チューブ（2.5〜4.0mmまで各2つ以上，胎児の予測体重より最初に使う予定のチューブにはスタイレットを入れておく），シリンジポンプ数台（うち2つは末梢ライン用に5％アルブミンと5％ブドウ糖液を半分ずつにしたものとドパミンを希釈して1 ml/hrで3〜5γに調整したもの）．
　胎児娩出後速やかに気管内挿管を行う．挿管が気管内挿管となっていることを確認（気管支ファイバーにて）後，フェンタニル 2μg/kgとベクロニウム 0.1mg/kgで麻酔導入．麻酔維持はフェンタニルのみ．手術は中心静脈圧ラインをカットダウンで得てから手術にはいる．吸入酸素濃度は1.0から始めて，動脈血ガスの値が許せば下げていく．一酸化窒素はほぼルーチンに使うべき．輸液は5％アルブミンと5％ブドウ糖液を半分ずつにしたものを10ml/kg/hr程度から始めて，中心静脈圧などを参考に増減させるが，かなりの輸液が必要なことが多い．また，大泉門が閉じていないので，その性状が容量の指標の参考になるので利用する．

2．食道閉鎖症の麻酔

　食道閉鎖症の分類としてはGrossの分類（図9）が有名であり，麻

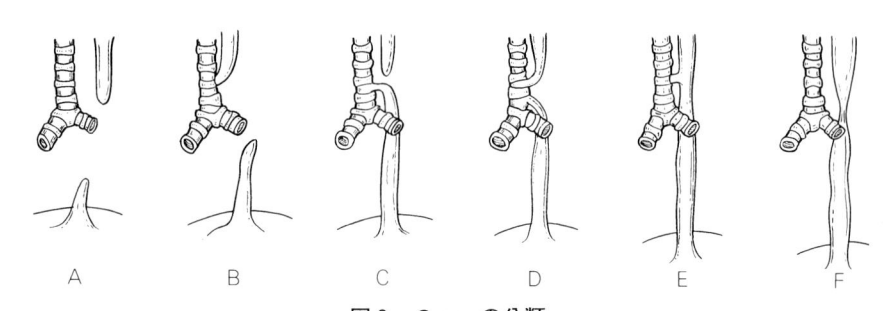

図9　Grossの分類
圧倒的にC型が多く，次にA型で他はまれである．
〔Gregory GA (ed): Pediatric Anesthesia, 1994 より転載〕

酔管理はおのおのの型で異なる点も多い．この中で最も多いのが気管食道瘻を伴うC型であり，気管食道瘻を有している場合は麻酔管理上厄介な点が多いので，C型の麻酔管理をまとめる．

現在の外科治療としては，食道の欠損部が短くなければ一期的な根治を行い，それが難しければ姑息的に胃瘻造設を行う．

麻酔管理の最大の課題は誤嚥による肺炎などの肺合併症であるが，胃瘻があればそのリスクは減少するといえるが，なくなるわけではない．胃瘻がない場合を想定すると，術前は絶飲絶食として，食道盲端の唾液を吸引しておく．前投薬はなし．導入は頭を少し上げて，サイアミラール 4 mg/kgとベクロニウム 0.2 mg/kgでcrash inductionで行う．マスク換気はしないが，胃瘻のある場合では低圧でのマスク換気は可である．挿管チューブは片肺挿管にならない程度で，かつその先端が食道気管支瘻を越える位置が適切で，最後は必ず気管支ファイバーで確認．モニターは動脈ラインは必須．中心静脈圧ラインをカットダウンで得てから手術に入るのが望ましい．術中は手術操作に伴い，さまざまなチューブトラブルや換気のトラブルを生じる．チューブトラブルとして片肺挿管や食道気管支瘻への迷入があげられる．特に後者は換気が不可となり，胃が腫れてくる，とりあえずチューブを 1 cmか 2 cm引き抜き，換気ができることを確認し，気管支ファイバーで位置の確認をする．食道気管支瘻が大きいとリークが大きくなり，十分な換気ができないことがある．これは胃瘻を造設されている患者で起こりうるので，一過性に胃瘻を閉じ

ることも考慮する．このようなトラブルがあるので，手術で食道気管支瘻が結紮されるまではなるべく低圧の用手換気を行う．不用意な換気は胃の膨満から循環，呼吸器系への多大な物理的な圧迫を生じる．麻酔維持はフェンタニルとベクロニウムを基本とし，随時セボフルレンを用いる．術後は食道吻合部への張力を避ける目的で，しばらく鎮静化に人工呼吸を行うので，抜管は考える必要はない．ただし，胃瘻造設術のみの場合は早期の抜管が望ましいので，麻酔維持はセボフルレンのみとする．

3．十二指腸閉鎖症の麻酔

術前に胃管より十分に吸引しておく．術前より静脈ルートを確保し，輸液によりできる限り脱水と電解質を正常化する．前投薬はないが，ファモチジン 0.5 mg/kg, iv を 1 時間前に投与しておく．麻酔導入はサイアミラール 4 mg/kg とベクロニウム 0.2mg/kg で crash induction で行う．挿管に失敗した場合は，圧をなるべく低くして，クリコイドプレッシャー下にマスク換気で SpO_2 を維持して（$PaCO_2$ は一過性に上昇しても良い）再度挿管を試みる．維持はセボフルレンで行い，笑気は用いない．動脈ラインは必要．輸液は 5 ％アルブミンと 5 ％ブドウ糖液を半分ずつにしたものを10ml/kg/hr 程度から始めるが，かなりの輸液を必要とすることもまれでない．血圧が下がるようであれば，まず hypovolemia を考える．通常は手術室での抜管が可能であるが，覚醒が遅ければ無理して抜管せず，しばらくの人工呼吸は躊躇しない．

4．幽門狭窄症の麻酔

胃の内容物の通過障害がもとで，いわゆる噴水状嘔吐が特徴．胃液が大量に失われるので，術前に脱水，低クロール血症とアルカローシスの補正を行う．

麻酔管理は前述の十二指腸閉鎖症の麻酔に準ずる．十二指腸閉鎖症の麻酔より脱水の程度が強いことがあり，そのため尿量がなかな

か得られないときはKの値に注意する．

5．臍帯ヘルニアの麻酔

　胎児期に診断されており，生後すぐの緊急手術の対象となる．胎児の娩出，気管内挿管までは横隔膜ヘルニアの場合と同様に進める．静脈ラインは上肢に取り，動脈ラインは必須で，中心静脈圧ラインをカットダウンで得てから手術に入る．パルスオキシメーターは上下肢につける．麻酔維持はフェンタニルを主に用い，ときにセボフルレン（笑気は使わない）を用いるが，術後の抜管は考えなくてよい．麻酔管理は手術で脱出した臓器を腹部内に戻すか，戻さず管理するかにより異なる．当然一期的に戻すときが問題で，腹腔内圧の上昇により横隔膜が圧迫し肺コンプライアンスの低下，下大静脈の圧迫による循環不全が起きる．十分な容量負荷とカテコールアミンの積極的な投与が必要となる．

6．先天性肺嚢胞症（CCAMなど）の麻酔

　前投薬はなし．術前に静脈ラインを確保し，サイアミラールによる急速導入を行う．動脈圧ラインにできれば中心静脈圧ラインを得る．麻酔維持はフェンタニルとセボフルレンで行い，笑気は使用しない．術後の抜管は配慮しなくてよい．手術するうえで分離肺換気が望ましいが，新生児などでは不可能であるので必須ではない．術中に高炭酸ガス血症になることが多いが，これをあえて補正する必要はなく，$PaCO_2$が50mmHg程度でもかまわない．

7 産科麻酔

1. 妊娠に伴う生理的変化

通常の循環血液量は75ml/kgと言われているが，妊娠満期では85〜90ml/kg程度に増加する[1]．一回拍出量，脈拍は増加し，体血管抵抗および肺血管抵抗は減少し，心拍出量は増加する．しかし，血圧はほとんど上昇しない．

妊娠子宮の圧迫により機能的残気量が減少するため低酸素血症のリスクが高くなる．また，粘膜が拡張，充血するため，特に喉頭の浮腫，上気道の腫脹（気管の狭窄）は気管内挿管を行ううえでのリスクとなる．

妊娠子宮の圧迫は胃の内圧上昇を招くため，妊婦は誤嚥性肺炎のリスクが高く，麻酔上はfull stomach扱いとなる．

血液凝固能も亢進するため，妊婦には深部静脈血栓症の危険が伴う．

2. 帝王切開の麻酔

帝王切開術の麻酔は，原則として脊椎麻酔（または硬膜外麻酔併用の脊椎麻酔）で行う．全身麻酔は児の娩出に一刻を争う極めて緊急性の高い場合，出血傾向が強く脊椎麻酔が行えない場合，患者さんからの強い要望がある場合や胎盤早期剥離などの特殊な病態に限られる．

1）術 前

予定症例であれば，6時間前までの絶食，2時間前までの絶飲とする．病棟で太い静脈路の確保．前投薬はなし．全身麻酔が予定されているときはラニチジン50mg，iv（1時間前）も有力．

2）麻酔導入，維持
(1) 脊椎麻酔
脊椎麻酔では心電図，パルスオキシメーター装着後，右側臥位（右を下にする）（もし患者さんが左側臥位で来て，陣痛などで痛がって動けないときはそのままでよい．ただし，そのときは腰枕などを入れての右腰部挙上は行わない）にてL3/4から腰椎穿刺し，高比重 0.5％ブピバカイン 2.5ml 投与．ただし，麻薬を添加する場合，モルヒネならば0.1mg，フェンタニルならば10μgを加える．穿刺針は25Gより細い針を使用する．仰臥位に戻り，酸素３L投与．右腰部挙上（腰枕を入れるか，ベッドを傾ける），以後血圧は１分間隔で測定．胎児心音をドップラーで確認．常に患者に声をかけ，意識レベル，麻酔レベルの確認，血圧低下による嘔気の出現の早期発見に努める．麻酔レベル確認．Th4を目標レベルとする．妊婦は麻酔レベルが上がりやすいので注意．また，ブピバカインは，従来まで使っていたテトラカインに比して麻酔レベル固定までに時間が掛かるので時間差に注意．血圧が 90mmHg以下，または30％以上に低下した場合，エフェドリン５mgずつ投与．血圧低下が激しい場合は，サリンヘス®を注射器で早押しする．胎児娩出後，オキシトシン（アトニン®）２単位を 200mlの維持輸液（ソリタT3®）に入れて急速輸液．

脊硬麻の場合は，腰椎穿刺の前に硬膜外チュービング（Th11～L2間で）を行う．

(2) 全身麻酔
全身麻酔では，いかなる場合も full stomach とみなし crash induction を行う．モニター装着後，純酸素６Lを投与．産科医は手洗いを済ませ，消毒し覆布をかける．挿管の邪魔にならないように離避架を少し術野側に倒して固定しておく．覆布がかかったらベクロニウム 1.0mg投与．２，３分後にサイアミラール４mg/kgかプロポフォール２mg/kgを静注し，続いてサクシニルコリン２mg/kgを静注する．マスク換気は行わず，介助者が輪状軟骨を圧迫する．自発呼吸が消失したのを確認して気管内挿管し，手術を開始してもらう．挿管後すぐにカフに空気を入れ，挿管が気管内であることを確認して輪状軟骨の圧迫を解く．麻酔維持は，まず50％酸素，50％笑気（空

気)とするが,胎児が未熟児であるときは笑気は避け,セボフルレンと酸素とする.また母親のSpO₂が低下するようなときは100％酸素にして,セボフルレンを用いる.麻酔導入後胎児の娩出に手間取っているときは(おおまか3分を経過した場合),1％セボフルランを加え,患者に体動があればサクシニルコリン20mgまたはベクロニウム1mgの追加投与.気管内挿管後胃管を挿入し,胃内容を吸引.児娩出後,オキシトシンを同様に投与する.胎児が娩出されれば麻酔維持に特に制限なし.しかし,術者から子宮収縮が悪いという指摘があるときは,セボフルレンなどの揮発性麻酔薬を避け,フェンタニルと笑気で維持.

3)帝王切開術の麻酔に関して知っておきたい用語
(1) 仰臥位低血圧症候群
妊婦が仰臥位になると,血圧の低下により吐き気やふらつきが起こる.妊娠子宮による下大静脈の圧迫で心臓への還流血液の減少が原因.脊椎麻酔における右腰部挙上は子宮を左側に押しやり,これを軽減するのが目的.
(2) HELLP症候群
H = hemolysis,EL = elevated liver enzymes,LP = low platelet count を有する妊娠中毒症の重症.

3. 妊婦の一般手術の麻酔

妊娠16週未満の妊婦の手術はできる限り避ける.麻酔方法は脊椎麻酔が原則である.全身状態,手術時間などの要因で脊椎麻酔が行えない場合は全身麻酔を行う.

全身麻酔を行うときはfull stomachと考える.妊娠16週以前の亜酸化窒素の使用は控える.16週以降はGOS,フェンタニル,ベクロニウムを使用する.

前投薬はなし.全身麻酔,脊椎麻酔にかかわらず,低血圧,低酸素症に母胎がさらされないことが重要である.

笑気と胎児

笑気は,ビタミンB_{12}を不活化させてメチオニン合成酵素活性を減少させ,DNA合成阻害の可能性があるため避けたい.しかし,頸管縫縮術において,亜酸化窒素を含む全身麻酔と脊椎麻酔,硬膜外麻酔と比較した報告では,両者に有意差はないと報告されている[2].

参 考 文 献
1) Ueyama H, He Y-L, Tanigami H, et al：Effects of crystalloid and colloid preload on blood volume in the parturient undergoing spinal anesthesia for elective cesarean section. Anesthesiology 91：1571-1576, 1999.
2) Crawford JS, Lewis M：Nitrous oxide in early human pregnancy. Anaesthsia 41：900-905, 1986.

8　呼吸器外科手術の麻酔

1．術　　前

1）術式の確認
　右か左かの確認は当然として，切除範囲，肺葉切除かそれとも手術が気管，左右気管支に及ぶかを確認する必要がある．それはチューブの選択に必要な情報である．また，手術が肋間開胸か内視鏡下（VATS），も確認．

2）画像情報
　術前の胸部レントゲン写真やCT画像から適切なチューブサイズを考慮するとともに，気管や気管支の偏位や狭窄の有無，炎症(肺炎や肺膿瘍)の有無などの情報を得ておく．

3）術前検査
　術前検査は肺機能，動脈血ガス分析を含めて通常通り．喘息合併症例では気管支拡張薬の効果（肺機能の改善度）にも注意する．

4）喫煙歴の確認

5）前投薬
　通常通り．

2．麻酔導入と維持

　導入前に硬膜外チューブを留置．通常Th 4-7で挿入する．術中の鎮痛はもちろん，術後肺合併症の防止のため，禁忌のない限り挿入する．

導入はサイアミラールまたはプロポフォールとフェンタニル，筋弛緩薬はベクロニウム．

維持は吸入麻酔薬もしくはプロポフォール．肺全摘を除き硬膜外麻酔を併用するとよい．肺全摘もしくは心機能に問題のある症例ではフェンタニル併用で行う．原則として笑気は使用しない．

3．ダブルルーメンチューブ

1）右用か左用か

左用を第一とし，左用で手術などに不都合が生じる場合に右用を用いる．

手術が左気管支や気管のスリーブ切除などで左側のチューブが術野に干渉する場合は右用を用いる．術前の手術術式の確認が重要．右用を使用する場合には，術前の画像診断で右主気管支長が10mm以上あることを確認しておくこと．一般的には，これより短い場合には左用を使用した方がよい．

2）サ イ ズ

できるだけ太いチューブが望ましい．男性の場合には39Fr，女性の場合には37Frを第1とし，小柄な男性は37Fr，女性は35Fr．女性の場合には32Frしか使用できない場合もある．状況によっては気管支ブロッカーの使用を考慮する．

3）挿 管 方 法

ブルーカフが声門を越えたらスタイレットを抜き，チューブ全体を反時計回りにゆっくり90度回転させながら挿入させる．ただし，挿入時の抵抗があるときは無理に押し込まず，気管支ファイバーでみながら挿入すること．挿入後両方のカフを膨らまして聴診で確認．左右をそれぞれブロックして，聴診で呼吸音が適切に聞こえることを確認する．はっきりしない場合には気管支ファイバースコープで確認する．この際，右第2分岐と気管分岐部を間違わないこと．確証が持てない場合には，さらに遠位の構造から分岐がどちらである

のか判断する．左右が確認できれば体位変換を行う．この際，wet caseを除きブルーカフの空気は抜いておく．

4）位置確認（左用の場合）
気管支ファイバーによる確認

tracheal lumenから気管分岐部を見てブルーカフを膨らました（2〜3 ml）ときに，ブルーカフがわずかに見える程度が適切．次にbronchial lumenからみてsecond carinaを確認．男性の場合には，ブルーカフが完全に隠れていてもbronchial lumenからsecond carinaが確認できれば可とする．

5）位置確認（右用の場合）
左と同様にブルーカフを膨らました（2〜3 ml）ときに，ブルーカフがわずかに見える程度が適切．bronchial lumenにあるventilation slotを通して右上葉気管支が気管支ファイバースコープで確認できればよいが，できない場合には聴診で右上葉が換気できていることを確認する．聴診上問題なければ可とする．

4．実際の麻酔

1）ライン
末梢V-ine，A-line，必要ならCVP．

2）呼吸管理（one lung ventilation；OLV中）
片肺しか換気しないという理由で，一回換気量を通常の両肺換気のときの半分にするのは，生理学を知らない人のやる愚の骨頂の管理法．後述するように，換気側の肺（dependent lungという）には通常より多くの血流があるので，換気血流量比を少しでもいい値とするには，片肺であっても通常より多くの換気量が必要．実際，一回換気量として少なくとも8 ml/kgに設定する．これより少ないと，dependent lungに無気肺を生じる可能性がある．片肺換気ではいかにdependent lungを守るかがポイント．

片肺に通常より多くの換気を行うことの懸念は気道内圧（PIP）の上昇であるが，チューブの位置が良ければ，それほどPIPは上昇しない．チューブの位置を再確認後，気道内圧が高い場合は，PIPが30 cmH$_2$O程度まででであればそのままでよい．PIPがそれを越えるようであれば，一回換気量を減らすことも考慮する．ダブルルーメンチューブは，気道抵抗が高いため見かけのPIPが上昇することがあるが，この圧が直接肺胞に掛かるわけではない．吸気のプラトー圧に注意しておくこと．プラトー圧が30cmH$_2$O以内なら問題はない．一回換気量を減らす場合や肥満の症例では，無気肺を防止するためにdependent lungに3〜5 cmH$_2$OのPEEPを施すとよい．PaCO$_2$が上昇する場合は，換気回数を12〜14回程度まで上げることで対処する．このとき，PaCO$_2$は45〜50mmHgでよく，normocapniaにこだわる必要はない．

片肺換気における最大の問題は換気中のPaO$_2$の低下である．片肺換気開始後10分程度でPaO$_2$は低下する．それまではnon-dependent lungは換気されてなくても，いくらかの酸素（残存酸素という）があり，それによる酸素化でnon-dependent lungへの血流もある程度酸素化され，急激なPaO$_2$の減少とはならない．その後，PaO$_2$は急激に低下し，片肺換気開始30〜40分で100mmHg前後まで低下する．この間，低酸素性肺血管収縮（hypoxic pulmonary vasoconstriction；HPV）が起こり，血流がnon-dependent lungからdependent lungへ移行し，これ以上のPaO$_2$の低下が免れる．それでもPaO$_2$の低下が著しいときは，non-dependent lungにCPAP，dependent lungにPEEPを施す．CPAPについては術野の邪魔にならない程度とする．CPAPを施行する場合には，一度術側肺を膨らませた後に施行を開始する．虚脱したままの肺にCPAPを施行してもPaO$_2$はあまり改善しない．これらの操作でおおむねPaO$_2$の低下は防止できる．PaO$_2$が保たれていれば，手術途中にnon-dependent lungを換気する必要はなく，むしろ虚脱したまま最後まで換気をしない方がいい．肺血管の処理が行われればPaO$_2$は必ず改善する．それまでの間，いかにPaO$_2$を維持するかが最大のポイントである．

片肺換気時のPaO$_2$の低下の最大の原因は喀痰による気管支の閉塞

である．術前の禁煙が徹底していればPaO$_2$の低下で困ることはほとんどない．どのように対応してもPaO$_2$の低下が改善しないときは，最後の手段として術者に連絡して一時両肺換気をさせてもらう．

　分離肺換気終了前に，ブルーカフを膨らませたまま術側肺を十分に吸引し，分泌物の換気肺へのたれこみを防ぐ．術側肺を膨らますときは，術野を見ながらゆっくりと十分に加圧する．吸引ができれば体位変換の前にブルーカフは脱気しておく．

3）輸液管理

　術後過剰な輸液は，non-dependent lungのいわゆるthird spaceへの水分の貯留を招きかねないので，循環動態の許すかぎりdryな管理がよい．特に肺全摘術の場合にはできるだけ輸液を絞る．したがって，出血に対しては輸血で対応することになる．肺葉切除では800g，肺全摘術では400gを超えれば輸血を考慮する．

4）術後痛と術後肺合併症

　呼吸器外科手術・上腹部手術後の疼痛は，深呼吸・喀痰排出の困難を招き，無気肺や分泌物貯留による肺炎の原因となる．また，いきみにより酸素消費量は増大し，低酸素血症を増悪させる．術後は硬膜外鎮痛もしくは麻薬の持続投与が推奨される．

5．分離肺換気（one lung ventilation；OLV）時の生理

1）下位の肺：換気肺（dependent lung）
・体位による圧迫，重力により肺容量，機能的残気量は減少する．
・重力によって血流は増加する．

2）上位の肺：術側肺（non-dependent lung）
・虚脱により，換気はなくなる．
・重力に伴い血流は減少する．

3) 低酸素性肺血管収縮 (HPV)
・肺胞の低酸素状態が肺血管の収縮を誘発する現象．
・酸素濃度の低下は HPV を増強し，術側肺の血流減少を促進し，換気肺の血流増加を促進する．

　HPV を抑制するものとして吸入麻酔薬，血管拡張薬（ミリスロール®など），胸部硬膜外麻酔，$PaCO_2$の低下．一方，静脈麻酔薬（プロポフォールなど）は影響しないとされる．吸入麻酔薬については HPV を抑制するものの，その抑制度は病的肺では減弱しており，結果として吸入麻酔薬が OLV に不利であるとは言えない．麻酔のコントロールを考慮すれば，むしろ吸入麻酔薬の方が特に初心者にはお奨めであると言える．

6．再膨張性肺水腫 (Reexpansion pulmonary edema)

　虚脱していた肺が，再膨張した際に肺水腫が発生することがあり，再膨張性肺水腫と呼ばれている．一般に肺の虚脱が長時間に及ぶと発生しやすいと考えられているが，短時間でも起きうる．ときに気管内吸引がきっかけとなると言われているが，その発生機序は明確ではない．治療法は一般の肺水腫の治療に即して行われ，人工呼吸が基本である[3]．

参 考 文 献
1) Fiser WP, Friday CD, Read RC:Pulmonary circulatory adaptation to acute atelectasis in man. Texas Reports on Biology and Medicine 39：235‐245, 1979.
2) 小田切徹太郎，田中幸一，西沢政明，ほか：片肺換気におけるPaO_2の変化．臨床麻酔 10：1461‐1464, 1986.
3) Mahfood S, Hix WR, Aaron BL, et al:Reexpansion pulmonary edema. Ann Thorac Surg 45: 340-345, 1988

9 重症筋無力症の麻酔

1. 術　　前

　原疾患の重症度の把握は，術後経過を予想するうえで有用．患者には術後抜管できない可能性に言及する．前投薬には麻薬，鎮静薬などは使わない．硫酸アトロピンのみ．術前から抗コリンエステラーゼ薬(マイテラーゼ®)の投与を受けている患者では，胸腺摘除術のように原疾患の治療目的の場合は，抗コリンエステラーゼ薬の投与はしない(手術の効果を確かめる目的で投与しない)．しかし，重症筋無力症合併した患者の他の手術では，抗コリンエステラーゼ薬は当日も服用させる．

2. 麻　　酔

　禁忌がなければ硬膜外チュービングの後，導入はサイアミラールまたはプロポフォールで行うが，いかなる筋弛緩薬の投与はしない．患者入眠後セボフルレン5％で十分な麻酔深度を得た後に気管内挿管を行う．麻酔維持は笑気ーセボフルレンで行い，維持にも筋弛緩薬は使用しない．2〜3％のセボフルレンと笑気の組み合わせで，筋弛緩薬なしでも十分手術可能である．また，他の手術ではもし局所麻酔(腰麻，硬麻)で可能であれば，それが第1選択であり，全身麻酔を避けることが望ましい．セボフルレンを高濃度で保つことで，血圧低下などの循環動態の悪化が起こった場合はカテコールアミンの投与も必要である．

　手術終了後十分な呼吸が得られれば，抜管は可能である．筋弛緩薬を使用していないのでリバースは不要である．原疾患が重症であれば，筋弛緩薬を使用していなくとも抜管ができないこともあり得る．無理な抜管は術後に呼吸困難を招く危険が高く，抜管は十分な

自発呼吸の確認し慎重に行う．

　手術中は必ずしも必要ではないが，A-lineを確保しておくと抜管後の動脈血検査が容易になる．軽症以外は，その点からA-lineを確保する．

10 腹腔鏡下手術の麻酔

　内視鏡下手術は1970年頃から婦人科手術で始められ，その後適応が拡大されて，胆嚢や胆石などの胆道系疾患，胃や大腸などの腹腔内手術などに広く行われている．

1. 術　　前

　開腹手術とほぼ同様の術前評価で十分であるが，後で述べるように麻酔中の心血管系への負担は，開腹による手術に比べて時として大きいため，心臓合併症がある患者では心機能次第でむしろ開腹手術の方がリスクが少ないケースもある．心臓機能が心筋梗塞後とか弁疾患などで低下している場合は，外科サイドには手術中でも場合によっては気腹をやめて開腹術への移行することを承諾(患者も)してもらっておくべきである．
　前投薬は通常どおり，ミダゾラム2 mg(高齢者では1 mg)と硫酸アトロピン0.5mgでよい．

2. 麻 酔 導 入

　通常どおりサイアミラール(またはプロポフォール)とベクロニウムで行う．維持にプロポフォールを用いるときは導入もプロポフォールで行う．

3. 麻 酔 維 持

　笑気とセボフルレン(またはイソフルレン)＋フェンタニルまたはプロポフォールとフェンタニルいずれでもよい．術者によっては笑気を根拠なく嫌う人もいるので，その場合は笑気の使用にこだわる

必要はない．腹腔鏡のみで行う場合は硬膜外麻酔はいらない．気腹や体位変動による誤嚥の危険性があるため気管内挿管する．プロポフォールを用いるときは少なくとも 7 mg/kg/hr 以上で投与する．

4．麻酔中の留意点

1）胃管の挿入
麻酔導入後速やかに胃管を挿入し，胃内ガスを抜く．

2）内視鏡操作時の留意点
気腹針の穿刺，挿入に伴う合併症：腹腔内出血，消化管穿孔・損傷，尿路・膀胱損傷．

3）気腹の影響
（1）呼吸・循環への影響
気腹早期の腹腔内圧上昇時には，腹腔内の静脈から血液還流の増加および腹壁・横隔膜などの伸展による交感神経緊張により血圧上昇，頻脈となる．しかし，その後の腹圧上昇の持続は静脈還流の減少を引き起こし，静脈環流の低下に伴う前負荷の減少により血圧が低下する．気腹早期は容量負荷にて血圧を維持する．腹腔鏡下手術では開腹のように不感蒸散はないため，手術終了時での水バランスは＋1,000〜1,500 ml程度に留めたい．一過性の容量負荷はやむを得ないが，循環動態の安定が得られれば積極的に尿量を確保し，水分バランスを目標に近づけたい．

横隔膜が押し上げられ，機能的残気量と肺コンプライアンスが低下し，PaO_2が低下する．一回換気量を増やし，十分な換気が出来るようにする．また，PEEPを用いて無気肺の発生を予防する．なお，このときのある程度の気道内圧上昇はやむを得ないが，$PaCO_2$はPEEPの影響もあり45〜50mmHgでよい．むやみな気道内圧の上昇は慎むべし．腹腔内に吹き入れられた二酸化炭素は腹膜などから血中に吸収されるため，人工呼吸管理の条件を変更しないと，徐々に$PaCO_2$は上昇し，動脈血pHは低下する．気腹中は，終末呼気二酸化

炭素分圧（PEtCO$_2$）と PaCO$_2$ との格差が徐々に大きくなるので，できれば一度は動脈血ガスの測定が望ましい．

(2) ガス塞栓症

気腹に用いる二酸化炭素は血液中への溶解度が高く，血液中に気体のままで混入することはあまりない．しかし，大量の気腹ガスが誤って循環内に侵入する場合があり，その場合はガス塞栓が発生する．経食道心エコーでは気泡の検出が最も早くできるが，通常の腹腔鏡の手術では経食道エコーでのモニタリングはしない．次に鋭敏なモニターとしては，呼気終末CO$_2$濃度（EtCO$_2$）の低下と肺動脈圧の上昇であるが，肺動脈圧カテーテルは通常用いないので，EtCO$_2$が有効である．この変化を見落とすと，次に起こるのはSpO$_2$の低下さらに血圧低下，そして循環動態の破綻を招く．ガス塞栓を疑った時点で，過換気として肺胞レベルにてガス塞栓の除去に努め，必要ならば純酸素にする．また，これらの操作でも十分改善されないときは，気腹を中止してガス塞栓の供給源を絶つ．

(3) 奇異塞栓

肺動脈のガス塞栓は，量が多くなければ過換気にて除去できる．しかし，量が多くなると肺動脈圧の上昇，右室圧の上昇を経て右房圧が上昇する．右房圧は通常左房圧より低いが，ガス塞栓により右房圧が左房圧より上昇した場合，卵円孔開存症（potent foramen ovale；PFO）を有している患者ではこれを介して左心系に空気が流れる危険がある．術前にPFOをとらえることは難しいし，通常は左房圧が高く解剖学的には閉鎖していなくても機能的には閉じているので，雑音などは聞かれない．アメリカのMayo Clinicの病理統計では，約30％の割合でPFOを有している[1]というから，肺塞栓症から奇異塞栓に至ることは決してまれではない．また，肺循環には肺内シャントがあり，大量に空気が溜まるとそれに相関して奇異塞栓を招く[2]．いずれにしろ，肺塞栓症の早期の発見と対処が腹腔鏡の手術の麻酔では肝要である．

参 考 文 献
1) Hagen PT, Scholz DG, Edwards WD：Incidence and size of patent foramen ovale during the first 10 decades of life；An autopsy study of 965 normal hearts. Mayo Clin proc 59：17 - 20, 1984.
2) Mammoto T, Hayashi Y, Ohnishi Y, et al：Incidence of venous and paradoxical air embolism in neurosurgical patients in the sitting position；Detection by transesophageal echocardiography. Acta Anaestheiol Scan 42：643 - 647, 1998.

11 泌尿器科手術の麻酔

1. 経尿道的前立腺切除術(TUR-P)の麻酔

1) 術前評価と前投薬
通常は腰椎麻酔で行われるので,前投薬は特に必要ない.

2) 麻酔維持
手術が長時間に及ぶと,一般にTURP syndrome(水中毒)[1]と呼ばれる症状(表13)がみられる.TUR-Pにおける水中毒は,手術が1時間を超えると起こりやすい.水中毒の臨床症状としては,①循環:高血圧,徐脈,中心静脈圧の上昇,狭心症,心電図変化(QRS延長),循環虚脱,②中枢神経:不安,落ち着きがない,錯乱,吐気,傾眠,けいれん,昏睡などがみられる.灌流液が血管内に吸収されることが原因であるが,それに伴う低Na血症がまず様々な神経症状を招く.そのため,TUR-Pの麻酔は腰椎麻酔で行い,患者の意識を残すことが水中毒の発見には重要である.脊椎麻酔に伴う低血圧では,容量負荷のみに頼らず血管収縮薬を用いて血圧の維持にあたる方が水中毒の予防につながる.

TUR-Pの麻酔では,常に患者とのコミュニケーションが重要であり,何らかの異常があれば血漿Na値の測定を行う.一般にNa値が120mEq/mlを切るようであれば重篤な神経症状が生じるとされる.低Na血症は,その血漿濃度の低下に相関してQRSの拡大を招き,急

表13 水中毒の臨床症状

①循環	高血圧,徐脈,中心静脈圧の上昇,狭心症,心電図変化(QRS延長),循環虚脱.
②中枢神経	不安,落ち着きがない,錯乱,吐気,傾眠,けいれん,昏睡

激なNaの低下は時に心室頻拍や心室細動に至る．また，低Na血症は洞房結節の機能を抑制するので，これにより徐脈性の上室性不整脈が生じる可能性がある．Kに関しては，TUR-PではKの低下は通常は起こらない．

低Na血症に対してはリンゲル液または生理食塩水の輸液，また血症Na値が120mEq/mlを下回るようであれば，高張Na製剤の投与を考慮すべきである．ただし，この製剤の急速投与は中枢神経障害を招くため，限界がある（教科書では3％NaClで1時間の輸液量は100ml以下と）．また同時に，フロセマイドなどの利尿剤の投与でNa値の上昇を計る．

2．経尿道的膀胱腫瘍摘出術（TUR-BT）の麻酔

1）術前評価と前投薬

通常は腰椎麻酔で行われるので前投薬は特に必要ない．腫瘍の位置を前もって確認し，閉鎖神経付近の操作が考えられる場合は，術前に閉鎖神経ブロックが必要か否かを主治医に確認しておく．閉鎖神経付近（尿管口付近）の操作時に，電気刺激を受けて大腿内転筋群が収縮し，大腿内転筋が内転する．これが起こると患者が動くため手術はできないし，内転筋の収縮は後で述べる膀胱穿孔を誘発する危険がある．これを防ぐため，あらかじめ閉鎖神経ブロックが必要となる場合がある．

2）麻酔維持

TUR-BTの合併症として膀胱穿孔がある．腰椎麻酔で手術を行った場合（意識下），膀胱穿孔の初期症状として急激な下腹部痛，悪心，嘔吐などが見られる．診断は膀胱造影による．

閉鎖神経ブロック
a．準　　備
・25Gポール針（10cm）．
・神経刺激装置．

b. 手　　技

　患者を仰臥位にし，下肢を軽く開き，恥骨結合面から数cm外側に恥骨棘を触れる．ここよりおよそ1.5cm外側，1.5cm尾側を刺入点の目安とする．消毒の後，ボール針の電極側クリップを神経刺激装置の陰極側と接続し，陽極側は大腿内側に貼り付けた表面電極と接続する．皮膚に垂直にボール針を刺入し，1 Hzの電流で神経刺激を行いながらゆっくりと針を進める．通常，恥骨に当たるため，外上方に向けて刺し直すことで閉鎖孔に至る．通常は数cmの刺入で，大腿内転筋の攣縮は最大となる．そこで吸引テストを行った後，1％リドカイン5〜8 mlを注入し，1〜2分後に攣縮の減弱・消失をみる．リドカイン注入時は針を動かさないことが肝要．その後，少し針先を変えて攣縮が出るかどうかを確認する．攣縮が残っていれば，1％キシロカイン2〜3 mlを追加する．

3．膀胱全摘・回腸導管の麻酔

　根治的膀胱全摘術では，男性では膀胱，前立腺，精嚢，近位尿管を，女性では膀胱，膣前壁，近位尿管が切除される．必ず尿路変更が必要となるが，一般的には回腸導管が選択される．

1）術前評価と前投薬
　術前評価は通常通りで特別なものはない．前投薬は通常通り．ミダゾラム2 mg（高齢者では1 mg），硫酸アトロピン0.5mgでよい．

2）麻 酔 導 入
　全身麻酔に硬膜外麻酔を併用するのが一般的である．硬膜外麻酔に関しては，凝固能異常，出血時間延長などの禁忌や準禁忌がなければ積極的に併用するのが望ましい．硬膜外チューブの留置位置はTh10・12が適当．チューブ留置後通常通り，サイアミラール（3〜5 mg/kg）またはプロポフォール（1〜2 mg/kg）＋ベクロニウムと通常通りの導入でよい．

3）モニタリング
・A‐line，CVP．

4）麻酔維持
　硬膜外麻酔と全身麻酔の併用で行う．特に麻酔維持で禁忌となるものはないので，通常通りGOI，GOS，プロポフォール‐フェンタニルより選択．

　この手術の最大の問題点は，途中で尿量が測定できなくなることである．また，腸管操作によるサードスペースへの体液シフトも多い．さらに膀胱の剥離，摘出の操作時に尿が術野に流れ，吸引の出血量が尿を含むため実際の出血量を反映しない．このため，循環血液量の評価のためにCVPは不可欠であり，術者とのコミュニケーションも重要である．輸液量の目安としては，通常の開腹術に準じる(開腹術の麻酔管理を参照)．回腸導管を作成する頃には術野である程度尿量がわかるので，積極的に術者に尋ねること．尿量が少ない場合は利尿薬（フロセミド10mg）を投与．さらに前立腺剥離部にあるRetzius静脈叢の損傷では大量出血が予想される．一概にはいえないが，血液バランスが等分で水分バランスで＋2,500〜3,000 mlくらいになることが普通と考えてよい．このような比較的多量の輸液，輸血を行うときは，体温の維持は困難であることが多い．輸液加温器は手術開始前から使用する．

5）術　　　後
　通常通り手術室での抜管ができるはず．

4．腎摘出術の麻酔

1）術前評価と前投薬
　片腎になったときの腎機能が，どの程度保たれるかを予測すること以外は，術前の評価は通常通りでよい．前投薬は通常通り．ミダゾラム2 mg（高齢者では1 mg），硫酸アトロピン0.5mgでよい．

2）麻酔導入

全身麻酔に硬膜外麻酔を併用するのが一般的である．硬膜外麻酔に関しては，凝固能異常，出血時間延長などの禁忌や準禁忌がなければ積極的に併用するのが望ましい．硬膜外チューブの留置位置はTh9-11が適当．チューブ留置後通常通り，サイアミラール（3〜5 mg/kg）またはプロポフォール（1〜2 mg/kg）＋ベクロニウムと通常通りの導入でよい．

3）モニタリング

末梢ラインのみでよいが，状況に応じてA-line，CVP．

4）麻酔維持

硬膜外麻酔と全身麻酔の併用で行う．特に麻酔維持で禁忌となるものはないので，通常通りGOI，GOS，プロポフォール-フェンタニルより選択．

腎摘の麻酔管理のポイントは，残った腎臓の保護にある．血圧低下を極力回避し，腎血流を保つことである．したがって，硬膜外麻酔を併用している場合の局所麻酔薬の投与量や濃度には細心の注意を払う．尿量が十分得られるようある程度の輸液負荷を行う．腎機能を保護する適当な薬物療法は現在のところない．ドパミンは腎血流を増加し，尿量は得られるが，腎機能保護作用はない[2]．フロセマイドなどの利尿薬も尿量は確保されるが，腎機能保護となると疑問．心房性利尿ホルモン（ハンプ®）は，今後の研究で腎保護の可能性のある薬剤であり，腎機能が低下している症例では0.05 μg/kg/minで投与するのも一法である．側臥位で腎摘を行ったとき，下部の肺の動きが制限されるため無気肺を起こしやすい．また，まれに手術操作に伴い横隔膜を傷つけ，気胸を招くことがあり，疑わしいときは術後に胸部レントゲンをとる．

5）術後

通常通り手術室での抜管ができるはず．

5．前立腺全摘術の麻酔

1）術前評価と前投薬

　悪性腫瘍の場合，時として大出血の危険があるので，外科医にその点を確認すること．そのほか特記すべき術前評価はない．前投薬は通常通り．ミダゾラム 2 mg（高齢者では 1 mg），硫酸アトロピン0.5mgでよい．

2）麻酔導入

　全身麻酔に硬膜外麻酔を併用するのが一般的である．硬膜外麻酔に関しては，凝固能異常，出血時間延長などの禁忌や準禁忌がなければ積極的に併用するのが望ましい．硬膜外チューブの留置位置はL1-2が適当．チューブ留置後通常通り，サイアミラール（3〜5 mg/kg）またはプロポフォール（1〜2 mg/kg）＋ベクロニウムと通常通りの導入でよい．

3）モニタリング

　良性腫瘍で手術時間が3時間程度の予定であれば末梢ラインのみでもよいが，悪性腫瘍で出血量が多くなりそうであれば，A-line，CVPを用いるのが無難．

4）麻酔維持

　硬膜外麻酔と全身麻酔の併用で行う．特に麻酔維持で禁忌となるものはないので，通常通りGOI，GOS，プロポフォール-フェンタニルより選択．
　前立腺剝離部にあるRetzius静脈叢周辺の止血操作は，ときに難渋し，麻酔科医側からは見えにくい．外科医との綿密なコミュニケーションにて出血量の把握が重要である．腹腔鏡下で行う場合は，特に視野が狭く，止血に時間がかかることがあるので，外科医の意見を鵜呑みにできないことがある．輸血の準備は余裕をもって準備しておく．

5) 術　　後
通常通り手術室での抜管ができるはず．

参 考 文 献
1) Jensen V : The TURP syndrome. Can J Anaesth 38 : 90 - 97, 1991.
2) Australian and New Zealand Intensive Care Society (ANZICS) Clinical Trials Group. Low-dose dopamine in patients with early renal dysfunction ; a placebo - controlled randomized trial. Lancet 356 : 2139 - 2143, 2000.

12 整形外科手術の麻酔

1. 整形外科の麻酔総論

1）整形外科の手術の多様性と体位
　整形外科は，頭部と内臓を除いた体幹（脊椎）と四技を扱うので，非常に範囲が広い．その手術する部位に応じて体位が大きく異なる．体位を変換する際の指示者は麻酔科医である．導入が終わり，体位変換を行うまで迅速にラインを整理し，万全の準備が整ってから体位変換を指示する．体位変換中は，気管チューブを含めた頭部に集中する．体位変換後，気管チューブが移動していることがあるので，直ちに呼吸音を聴取し両側換気であることを確認する．

2）輸血について
　術前に自己血貯血を施行している場合が多いため，できるだけ術中輸血はしない．四肢の手術の場合，術中はタニケットを用いた無血野手術を行うので術中出血量は少ない．輸血する際は術者と必ず相談したうえで開始する．

3）タニケット
　大人の場合，上肢を250mmHg，下肢を350mmHgの圧でカフを用いて圧迫し，血流を遮断．2時間程度が限度で，それ以上必要な場合は，いったんカフ圧を抜いて，20分程度血流を循環させたあとに再度圧迫．タニケットを始めた時間と止めた時間は麻酔記録に記載し，2時間を超えたら必ず，術者に知らせる．

2. 整形外科の麻酔各論

1) 関節リウマチ (rheumatoid arthritis ; RA)
(1) 全身状態の評価

　RAは全身疾患であり，特に心臓・肺・腎臓が障害されている場合が多い．高血圧，腎機能低下や造血機能の障害に伴う貧血はよく見られる．全身状態の十分な把握が必要．特に貧血の患者では輸血について術者とのコミュニケーションが必要である．

(2) ステロイドカバー

　治療薬としてステロイドを内服していることが多く，ステロイドカバーの確認をしておく．原則として，通常，朝に投与されているステロイドと等価以上のステロイドを静脈ルートより投与する．病棟から投与されてくるときは良いが，投与されないときは静脈ルート確保後手術開始までをめどにステロイドを投与する．ステロイドの種類は特に問わない．

(3) 挿管困難

　開口制限および頸部の後屈が制限されている場合が多いので，術前評価で十分確認しておく．また，頸部の伸展については病変が頸椎に及ぶときは主治医および術者に頸部の伸展の可否を確認する．例えば頸椎病変としてC1/C2間の環軸椎亜脱臼 (AS) を有している患者が多いが，前屈は禁忌だが，後屈には問題がないこともある．手術歴のある患者が多いので，前回の麻酔チャートで挿管困難の有無を確認するのもよい．開口制限があればブラード喉頭鏡，あるいはラリンジアルマスクなどの挿管困難を予測した準備を怠らない．

2) 脊椎の手術
(1) 麻酔導入と維持

　通常の麻酔導入と維持で特別なものはない．

(2) 体位変換

　脊椎の手術なので，ほぼ全例proneである．いったんproneにすると，術中にチューブトラブルが生じたときに対処できないので，体

位変換の前にチューブが外れないように十分に固定する．挿管後，口腔内にガーゼを詰めて，バイトブロックを逆さにして歯にかませ，気管チューブとともに固定する．体位変換では，首から上は麻酔科の責任である．首は筋弛緩がかかると頭の重さに耐えられないので，十分注意をして体位変換を行うこと．通常体位変換の指揮をとるのも麻酔科医であるので，準備ができたら体位変換の指示を行う．

(3) 腹臥位の呼吸管理

仰臥位に比べて肋骨の動きが制限されるため，同じ換気量を得るには気道内圧は高くなる．また，無気肺もより生じやすくなるため，PEEPを用いて肺の虚脱を防ぐ．PaO_2が保たれるのであれば$PaCO_2$は45〜50mmHgでもかまわない．

(4) モニタリング

予定時間が半日程度で輸血の危険がない症例では，非観血的血圧測定などの通常のモニターで支障はない．しかし，長時間におよぶ場合や出血がかなり予想される症例では，観血的動脈圧や中心静脈圧が必要．特に転移性腫瘍に対する椎弓切除では大出血を想定して準備する．

(5) 筋弛緩

脊髄は中枢神経であり，少しでも障害されると回復はほとんど期待できない．脊髄付近の操作中は術者も非常に神経をつかっており，その際にバッキングさせると非常に危険である．マイクロ手術では筋弛緩を十分に効かせておく必要があり，筋弛緩モニターを用いるのが望ましい．

(6) awake test

側彎症に対する手術などにおいて，側彎を矯正した後に，矯正によって脊髄や神経に緊張がかかることにより麻痺が生じる可能性がある．そのため，麻痺が生じていないか確認するために術中に患者を覚醒させ，足が動いているか確認することがある．これをawake testという．主治医よりawake testを依頼されたら，麻酔維持は特に禁忌がなければ覚醒しやすいGOSとする．awake test時の鎮痛を考えて，それまでにフェンタニルを8〜10 μg/kg投与しておく．術中は術者とよくコミュニケーションをして，awake testのタイミング

をはかる．それに備えて筋弛緩薬の追加を減量するが，このときバッキングが起こらないように筋弛緩モニターは必須である．術前より患者にはawake testのことを十分理解させておく必要があり，記憶に残る可能性も言及すべきだが，術後に聞いても患者はこのときの記憶はほとんどないことが多い．

3）股関節の手術

ほとんどがTHA（人工股関節全置換術．THRもまったく同じ手術）で，たまに骨切術がある．下肢の手術なので硬膜外麻酔を併用することがほとんどである．硬膜外麻酔を併用すると，筋弛緩薬をほとんど追加しなくても手術は可能である．施設によっては腰麻＋硬膜外で施行することが多い．ただ，大阪大学（阪大）病院ではコンピューターを用いた手術（Navigation，ROBODOC）をすることが多く，手術も時間がかかるので，全麻＋硬膜外で行っている．麻酔導入および維持は通常の方法でよい．術前に自己血を1,200ml貯血していることが多く，そのため手術開始時にHbが低いことも多いが，術中の輸血はできるだけ控える．なお，revisionの場合は出血量が多く，高齢者であることも多いため術中の輸血も致し方がない．

ROBODOCを用いる場合，特にロボットを使い出すときに患者が動くとロボットが機能しないので，筋弛緩を十分追加しておくほうがよい．

人工関節を植え込むときに脂肪塞栓が生じることは珍しくない．通常は循環動態への影響が出るほどのことはないが，まれに重篤な肺梗塞を生じる．これに対するモニタリングなどは"第10章　腹腔鏡下手術の麻酔"の章を参照されたい．

4）膝関節の手術

RAかOA（変形性関節症）に対し，TKA（人工膝関節全置換術）を行うケースが多い．麻酔としてはTHA同様，全麻＋硬膜外がほとんどだが，腰麻＋硬膜外でも行える．また，股関節の手術と異なりタニケットも用いるので術中出血はわずかであるが，タニケットをリリースした直後に下肢に血流が流れるため，出血および虚血にさら

された下肢への再灌流傷害のため，血圧が下がるので注意が必要である．対処は，基本的には容量負荷であるが，再灌流に伴い様々な有害物質(サイトカインとかフリーラジカルとかいろいろ言われているが確定していない)による心抑制もあるので，βアゴニストを投与することもよい．これらの有害物質は比較的短時間でその作用を失うので，循環動態を維持しつつ時間がたてば何事もなくなる．

スポーツや交通事故による膝の受傷では，ACL，PCLの再建術が行われるが，術後すぐに膝の運動能を術者が知りたいようで，術後に下肢の麻痺が残らないように，硬膜外麻酔は用いず全身麻酔のみで行う．

5）肩関節の手術

肩の手術は侵襲も少なく出血もほとんどないが，術後非常に疼痛を伴う．そのため，腕神経叢ブロックを併用する場合があるので，術前時に術者の意向を確認．麻酔方法は通常通り．ブロックを施行しなかったときは，術後疼痛を考えてフェンタニルを通常の大人で300～400μg用いる．

6）腫　瘍（tumor）

良性腫瘍の場合は特記すべきことはないが，悪性腫瘍の場合は注意が必要である．術前に化学療法を行っていると，汎血球減少から立ち上がってきたところであり，造血能は弱く，心臓機能を含めて全身状態を十分認識しておいたほうがよい．また，腫瘍がhyper-vascularなもの，仙骨を含んだ骨盤腫瘍などでは大量出血が予想されるため，中枢ライン，さらに輸血用の太い末梢ルートを確保しておいたほうがよい．

13 脳神経外科手術の麻酔

1. 術前評価

　手術の対象となる疾患に左右されるが，一般的な術前評価に加えて基礎疾患に伴う臨床症状を把握することがまず肝心である．特に頭蓋内圧亢進症状の有無，臨床症状としては悪心，嘔吐，頭痛，瞳孔の左右差などの確認は不可欠である．また，術前の服薬についても必須の情報である．たとえば，脳浮腫に対する利尿薬による電解質異常，ステロイドの投与によるステロイドカバーの必要性，三環系抗うつ薬では術中の予期せぬ高血圧や不整脈の危険性などを考慮しなければならない．前投薬は患者の意識が正常であれば，通常通りでかまわない．しかし，意識レベルに問題がある場合は鎮静薬は投与しない．

　脳外科手術では，その手術領域によっては外科サイドから筋電図などの様々なモニターを用いるため，麻酔方法に制限を要求されることがある．筋弛緩薬を用いることができなければ，筋弛緩作用がある吸入麻酔薬中心の維持をしなければならず，吸入麻酔薬（笑気を含めて）が好ましくなければ，プロポフォール中心の静脈麻酔薬中心の維持となり，この場合は筋弛緩薬は欠かせない．脳外科サイドの要求をできるだけかなえる麻酔管理が必要であるが，無理な要求にはスタッフを通じて断ってもらう．

2. 麻酔導入

　患者に特に問題となる心肺系の合併症がなければ通常の導入，つまりサイアミラールとベクロニウムによる導入で問題はない．しかし，頭蓋内圧亢進症状である嘔吐がある患者では若干の考慮が必要である．まず，術前に胃管で胃液を十分にひいておくことが望まし

い．導入方法としては，予定手術であれば，まず患者に自発呼吸下で少し過換気で酸素を吸入してもらい，サイアミラールで導入する．麻薬を追加することは頭蓋内圧を下げるので，循環動態が許せばフェンタニルを投与すべきである．ベクロニウムにて筋弛緩を得るが，あえてサクシニルコリンによりcrash inductionはしない．かえって内圧が高くなる可能性があるからで，筋弛緩投与後cricoid pressureをかけたままマスクで換気し（過換気にするのがよい），筋弛緩を待って気管内挿管を行う．また，吸入麻酔薬ではイソフルレン，セボフルレンも用いうる．頭蓋内圧が高い患者で大切なことは，ゆっくりとかつスムーズに麻酔導入を行うことである．緊急症例であれば，状況に応じてcrash inductionを行うことは当然である．

3．麻 酔 維 持

麻酔維持はGOS，GOI，プロポフォール・フェンタニルいずれの維持方法でもよい．脳外科手術では，術者は手術後患者が速やかに覚醒し，神経麻痺などがないことを確認したいと思っているので，フェンタニルなどの麻薬は10 μg/kgまでにとどめるべきである．笑気の使用に関しては，術後嘔吐・悪心が多いことから使用をためらいたければ，フェンタニルとセボフルレンまたはイソフルレンの維持方法もある．ただ，笑気の長所としてはイソフルレンやセボフルレンの使用量を減らしうるので，術後の覚醒には有利といえる．いずれにしても状況に応じた維持方法の選択をすべきである．

脳外科手術のときは，麻酔深度が十分であるにもかかわらず頻脈になることが多い．容量負荷を避けhypovolemiaで管理することも一因であるが，麻酔が浅くなければ頻脈にはフェンタニルを投与するとか，吸入麻酔濃度を上げることで対処するよりも，ランジオロールなどのβ遮断薬で循環の安定を図る．ランジオロールの投与量としては0.1mg/kgを投与する．

1）脳腫瘍の麻酔管理

腫瘍の大きさおよび場所によるが，頭蓋内圧が亢進しており，手

術操作に伴い脳浮腫の発生は避けられない．これをコントロールする麻酔管理が必要である．麻酔管理上もっとも有益なのが過換気である．通常$PaCO_2$を30mmHg前後になるように過換気に呼吸を設定する．術中の輸液は，尿量を確保できて循環動態の許すならばできるだけ少なくし，術中の水バランスを0とするのが望ましいし，マイナスバランスでもよい．ただ，出血が500mlを越える場合はサリンヘス®などで容量を補う．

　腫瘍摘出術では長時間に及ぶことが多い．これらの管理をきっちり行うためには，観血的動脈圧および中心静脈圧のモニターを行う．腫瘍が表面にあり，出血もさほどないと考えられる症例では中心静脈圧はいらない．脳外科の麻酔では容量はhypovolemiaになるが，循環動態の安定を無視してなおhypovolemiaとする必要はない．むしろ脳循環維持のためには血圧の安定は不可欠であり，循環維持のためにはドパミンなどのカテコールアミンの投与も考慮されるべきである．

2）Clippingの麻酔管理

　麻酔管理の究極の目的は脳動脈瘤の再破裂の防止にある．そのためには，循環動態の安定は脳腫瘍の麻酔に比べて格段に意味が大きい．すでに意識レベルが低下し，挿管されている場合は別にして，気管内挿管時の血圧変動をいかに抑制するかがまず第1である．導入方法は通常の急速導入で行い，十分の筋弛緩を待って挿管する．バッキングは禁忌である．挿管の直前にリドカイン1mg/kgを静脈投与する．麻酔維持は特に決められた方法はない．通常の維持でよい．血圧はあくまでnormotension，高くなれば動脈瘤破裂の危険が伴い，低血圧は脳循環不全の危険が伴う．特に瘤の破裂により内圧亢進に陥っているときは特にそうである．血圧維持のためにカテコールアミン（ドーパミン，ノルエピネフリン）を積極的に用いる．呼吸は腫瘍のときと同様に$PaCO_2$が30mmHgの過換気とする．モニタリングは観血的動脈圧と中心静脈圧が必須．動脈瘤破裂から大量出血のシナリオに対しても準備は怠りなく．

3）下垂体腺腫の麻酔管理（Hardy operation）

一番重要なのは腺腫から分泌されているホルモンである．特に成長ホルモンであればいわゆる末端肥大症となり，しばし挿管困難を伴う．無分泌やプロラクチンなどであれば問題はない．麻酔前投薬，導入，維持に特別なものはない．手術も通常は半日で終わり観血的動脈圧はいらない．

4）内頸動脈内膜剥離術の麻酔管理

術前に心臓などに動脈硬化性病変がないか十分検索する．前投薬は通常どおり．麻酔導入も心臓に問題がなければ通常の急速導入でよい．麻酔維持も特に制限はない．本疾患の麻酔管理で一番重要なのは血圧の高めの維持である．モニターは観血的動脈圧と中心静脈圧が必須．覚醒時の血圧を死守しなければならない．そのためには，早期からのカテコールアミンの投与が必要なことが多く，通常はドパミンを用いるが，5 μg/kg/min 程度でも十分な血圧が得られなければ，躊躇なくノルエピネフリンを用いる．呼吸は $PaCO_2$ を normocapnia に保ち（40mmHg 以上で 42 が目標），決して過換気にはしない．剥離中はもちろん，剥離終了後も血圧維持は重要で，この場合血圧を高くすると出血が増えて，ひどいときは気道を圧迫する危険がある．Normotension，normocapnia，normovolemia の 3 つの normo を達成することが要求され，脳外科の麻酔の中では一番やっかいな麻酔といえる．

5）STA-MCA 吻合術の麻酔

昔，moyamoya 病に対してさかんに行われたが，今はそれほどではない．ここでも 3 つの normo が麻酔管理に要求される．呼吸管理も $PaCO_2$ を 42mmHg に設定して行う．特に子供の症例では，hypercarbia にするとかえって合併症が増えるとの報告もある[1]．また，子どもの場合は泣くことで hypocarbia となり，脳虚血が誘発されるケースがあるが，この場合は十分な前投薬が必要となる．

参考文献
1) Iwama T, Hashimoto H, Yonekawa Y : The relevance of hemodynamic factors to perioeprative ischemic complications in childhood moyamoya disease. Neurosurgery 38 : 1120 - 1125, 1996.

14 消化器外科手術の麻酔

1．食道癌の麻酔

1）術前評価
　食道の狭窄に伴い静脈栄養で管理されていることが多い．その場合は麻酔をするとhypovolemiaが顕著になる．また，麻酔中に片肺換気が必要なので，肺切除の麻酔同様に呼吸機能の評価は必要．進行癌では，術前に放射線および化学療法が施されていることが多々ある．放射線を当てた部位を確認し，頸部であれば首の伸展や開口を十分チェックする．化学療法であれば，それに伴う合併症，心機能低下，肝腎機能の低下，造血能の低下などを確認する．

2）前投薬
　通常の硫酸アトロピン，ミダゾラムでよい．

3）麻酔導入
　止血能に問題なければ硬膜外チューブ（開胸創の鎮痛目的にTh7/8～Th6/7で穿刺）留置ののちプロポフォール静注後，持続投与開始し，フェンタニル，ベクロニウム投与後，分離肺換気のため左用ダブルルーメンチューブ（ブロンコキャス®）を経口挿管（女性35～37Fr，男性37～39Fr）する．チューブの位置確認をまず仰臥位で聴診と気管支ファイバースコープで行う．左側臥位に変換後，気管支ファイバースコープでチューブ位置の再確認を行う．

4）麻酔維持
　硬膜外麻酔（0.375％ロピバカイン）およびプロポフォール8 mg/kg/hrを持続投与し，随時フェンタニルを投与する．術後すぐに抜管することはないのでフェンタニルの投与量に制限はない．通常は酸

素と空気でFIO₂＝0.4程度とするが，分離肺換気時は1.0とする．セボフルランまたはイソフルランなどの吸入麻酔薬は低酸素性肺血管収縮（hypoxic pulmonary vasoconstriction；HPV）を抑制するので，分離肺換気時は適当でないとの見解もあったが，現在はヒトにおいて通常の濃度では影響がないとする考えが一般的であり，随時使用可能である．

モニターとしてA‐line，中枢を準備する（中枢ルートは術前に鎖骨下静脈から入ってくることが多い）．

手術は通常，胸部操作から始まり，開胸になるまでに分離肺換気を行う．

分離肺換気については"第8章　呼吸器外科の麻酔"を参照．分離肺換気中は特にSpO₂の低下に注目．食道剥離の際には心臓の直接の圧迫により血圧の低下と不整脈の発生が問題になる．血圧の低下に対してドパミンの持続投与と，原因となる操作の中止を外科医に伝える．食道の剥離とリンパ節郭清後，両肺換気とし閉胸までに痰の吸引を十分に行う．

開胸操作終了後，左側臥位から仰臥位へ体位変換する．体位変換後ダブルルーメンチューブを普通のチューブに入れ換える．

次に手術操作が腹部および頸部に移るが，特に頸部操作では硬膜外麻酔の効果が及ばないため，フェンタニルと吸入麻酔薬を用いて十分な全身麻酔が必要となる．

食道癌は開胸および開腹操作に加えて，しばしば手術時間が長時間に及ぶ．適正な輸液管理は時として難しい．基本的な考え方は，まず開胸時は術前からのhypovolemiaが顕著になり，かつ左側臥位への体位変化に伴い静脈環流のうっ滞などで十分な容量負荷が必要である．CVP 7～10mmHgを目安に輸液を行う．腹部操作に移った段階では，開胸時に受けた肺の損傷がゆえに余分な水分が肺のいわゆるthird spaceに蓄積，術後のガス交換能の障害につながる危惧がある．理論的な不感蒸散を補うだけの輸液では，ときとして過剰になるおそれがある．むしろ，輸液投与を抑制，利尿薬による積極的な尿量の維持を行い，血漿成分や5％アルブミンにて容量の維持にあたる．

5）手術終了後

胸部X線を撮影し，気管チューブやカテーテルの位置確認，気胸や胸水の有無を確認する．挿管のままICU入室とする．術後は基本的に挿管したままでICUにて人工呼吸管理を行う．

6）食道癌術後患者の麻酔

胃管を用いて再建している場合は容易に逆流する．いかなる場合もcrash inductionが原則である．解剖学的に胃管は従来の食道の場所になく，いわゆるクリコイドプレッシャーは役に立たない．ただし，再建が胸骨前で行われている場合は胃管の場所が肉眼的にみえるので，これを抑えればよい．ほかの再建ルートのときは速やかな挿管を行うしかない．術前に日常の嘔吐，吐き気などの確認，前日よりH_2拮抗薬やプロトンポンプインヒビターを投与するのも一法である．ただし，決定的な解決策でない．術前の患者説明はこのリスクを十分に．

2．胃切除術の麻酔

1）術 前 評 価

胃癌の進行度により特に幽門側の狭窄の有無の把握は重要．術前において嘔吐や吐気の有無を確認．もし狭窄があれば，導入はcrash inductionが原則．術前より絶食，静脈栄養で管理されている場合は食道癌同様にhypovolemiaを考慮して麻酔を行う．早期癌であれば，特に身体所見に大きな変動はなく，麻酔のリスクも軽微といえる．しかし，進行癌であれば，腫瘍からの出血，ときに腹膜播種などによる前DIC状態になっていることもあり，肝機能，腎機能，止血能の評価は欠かせない．また，栄養状態も万全ではなく電解質異常もしばしば見られる．また，噴門側の胃癌では経横隔膜にて開胸になることがあり，分離肺換気が必要なこともあるので，事前に確認する．

2）前 投 薬

アトロピンとミダゾラムの通常の前投薬でよいが，幽門側の狭窄

がみられる症例や，嘔吐，吐き気の症状がある場合は，ヒスタミン(H_2)拮抗薬やプロトンポンプインヒビターの投与を行う．

3）麻酔導入

　全身麻酔に硬膜外麻酔を併用するのが一般的であるが，硬膜外麻酔に関しては凝固能異常，出血時間延長などの禁忌や準禁忌がなければ積極的に併用するのが望ましい．硬膜外チューブの留置位置はTh7-9が適当．チューブ留置後通常通り，サイアミラール，ベクロニウムで導入，ただし，幽門側狭窄合併例ではcrash induction．

4）麻酔維持

　硬膜外麻酔と全身麻酔の併用で行う．特に麻酔維持で禁忌となるものはないので，通常通りGOS，GOI，プロポフォール・フェンタニルより選択．できるだけ輸血を控えることは望ましいが，術後のヘモグロビンの低下は吻合部のリークの原因になりかねず，Hbが8.0以下になるようなら術者と相談し輸血を薦める．

　開腹時の輸液管理は容易ではない．教科書的には術前からの不足と術中の喪失に対する補液が必要とされる．術前脱水としてはほぼ1,000mlとし，不感蒸散を含めて開腹時はおよそ10ml/kg/hrの輸液が必要とされる．長時間の手術では，これを額面どおり実行すると過剰輸液の懸念がある．出血分を人工血漿などで補ったとすれば，初期の2～3時間はこの投与量とし，以後は3～5ml/kg/hrの輸液量で十分である．腸管操作や消化管疾患自体のため，腸管や腸間膜の浮腫が起こる．浮腫は過剰輸液のサインであり，積極的な利尿が必要である．輸液を積極的に行うか否かは術野からの情報，四肢の冷感などの情報が重要な決定因子となる．術後，四肢が暖かく，循環動態も安定，術後胸部レントゲンにて肺野の血管陰影の増強もなく，CTRも術前とあまり変わらなければ輸液管理は成功といえる．

　開腹術では低体温となるのが常であるので，保温は特に高齢者では重要である．また，腸管や腸間膜の操作で血行動態の変動（たとえば，低血圧や頻拍や徐脈）が生じる．よく術野を観察し，ときには術者に知らせて手術を中断してもらうことも必要である．噴門部の処

置を行っているときに物理的に心臓の下壁を圧迫し，下壁虚血を生じることもあるので，血行動態の変化と心電図変化の観察をさぼらないこと．

5）術　　後
通常通り手術室での抜管ができるはず．

3．肝臓切除術の麻酔

1）術 前 評 価
肝臓に対する術前は基本的には一般の開腹術と変わらない．しかし，しばしば大量の出血を伴うことと，術前より肝障害を合併していることが多い点に注意しなければならない．また，肝臓は生合成，解毒，排泄の中心的臓器であるうえ，全身循環や血液凝固機能にも大きく関連している．

基本的な確認事項として，

①疾患と手術手技の確認（どこを切除するか）．

②肝機能の評価：肝臓は代償性の強い臓器であり，機能的には70％の切除でも問題ない．しかし，肝硬変などの病的肝では機能が悪化しており，機能評価が重要となる．よく使われる機能評価として，Childの分類があげられる（**表14**）．

そのほかに肝の排泄能を示すICG試験もよく使われる（正常値は15分値10％以下，20％以下で肝葉切除，35％以下で小範囲の肝切が

表14　Childの分類

	A (minimal)	B (moderate)	C (advanced)
血清ビリルビン (mg/dl)	＜2.0	2.0〜3.0	＞3.0
血清アルブミン (g/dl)	＞3.5	3.0〜3.5	＜3.0
腹　　水	ない	制御可能	制御不可
神経症状	なし	軽症	昏睡
栄　　養	極めて良好	良好	不良

判定：A，B群は手術可能．C群は不可．
　　　A群1点，B群2点，C群3点として8点以上は手術不可．

可能).

　また，データとしてGOT，GPT，ALP，LDH，ビリルビン，アルブミン，コリンエステラーゼ，電解質などはチェックしておく．

　③止血機能：肝臓は凝固因子の産生をしており，血液凝固機能にも大きくかかわっているため，止血機能は肝臓の機能を反映するので，必ず調べておく．

　④肝硬変がある場合は，門脈圧上昇による胃食道静脈瘤の有無を確認（胃管チューブを挿入するときに注意）．

2）前 投 薬
通常の前投薬でよい（硫酸アトロピン＋ミダゾラム）．全身状態が悪いときはアトロピンのみ．

3）麻酔導入
止血能に問題なければ，硬膜外チューブ（Th7－9）を留置した後，サイアミラール（3〜5 mg/kg）またはプロポフォール（1〜2 mg/kg）＋ベクロニウムの通常の導入でよい．

4）麻酔維持
　硬膜外麻酔と全身麻酔の併用で行う．特に麻酔維持で禁忌となるものはないので，通常通りGOS，GOI，プロポフォール-フェンタニルより選択．ただ，イソフルレンは肝血流を保つ薬理作用を有するので，肝臓切除や肝疾患を持つ患者の管理には適切な麻酔薬といえる．

　モニターは観血的動脈圧とCVPが必要．

　肝機能の低下により麻酔薬の効果は概して遷延する．プロポフォールは，作用時間が肝臓での代謝速度でなく再分布容量によって決まるので，作用時間の延長はないが，低アルブミンによる蛋白非結合の活性型が増加するため循環抑制には注意が必要である．NLA麻酔ではフェンタニルの使用量が増えるため，術後の覚醒遅延が起こる可能性がある．ベクロニウムは，肝代謝のため作用時間が延びるため，投与間隔を長めにする．肝機能によっては筋弛緩モニ

ターが必須となる．

　肝機能を維持するためには肝血流の維持が重要であるが，臨床的にそのモニターはない．そのために血圧を維持することが当然のことながら大切である．循環動態の維持のために積極的にカテコールアミン（まずドパミン）を使用する．門脈，肝動脈両方の血流を増加させるPGE$_1$は必ず持続投与する（0.01γより開始し，循環動態が許せば増量）．

　輸液管理は胃切除術などの上腹部手術に準じる．肝切除では手術の都合上，背中にかなり大きい枕を入れるため，静脈環流が妨げられる．また，横隔膜も圧迫され相対的に胸腔内圧が上昇する．CVPは11～12mmHg前後でnormovolemiaのこともあり，一桁ではhypovolemiaと考えて容量管理にあたる．出血に対しては，アルブミン製剤を基本としてvolumeの維持にあたる．

　肝切除のときや肝静脈，下大静脈の損傷により空気を引き込み空気塞栓が起こることがある．背中に入れた枕により切除部位の静脈圧が単純にCVPを越えると容易に空気が入るので，その点からもCVPは高めに設定する．EtCO$_2$のモニターはその点では重要である．阪大病院では，肝切除に対しては原則無輸血で行うため，術前の貯血がよく行われている．輸血を行う際は，一言術者に輸血を行う旨を伝え，了解を得る．

　ときとして大量出血により循環維持が難しいことがある．術者に手術の停止や一時的な圧迫止血をお願いする．出血しやすい部位としては，肝右葉の処理，肝門部処理，肝切離，肝静脈処理など．出血の対処として術野側で肝のtotal clampを行うことがある（約15分耐えられる）．

5）術　　　後

　通常どおりの手術室での抜管が可能である．ときに麻酔薬の作用が遷延するが，十分な覚醒を待って抜管を行う．覚醒が十分でないときは人工呼吸管理が必要となるときもある．

4．マイルズ手術（腹会陰式直腸切断術）の麻酔

1）術前評価と前投薬

マイルズ(Miles)手術とは，下部直腸癌に対して開腹操作と会陰操作により，S状結腸〜直腸・肛門管・リンパ節・肛門挙筋・肛門周囲皮膚を含めた組織を一塊に摘出し，人工肛門を造設する手術である．病巣部位および進展状態を把握し，骨盤内臓の摘出範囲を確認しておく（子宮・膀胱・尿管・仙骨などへの進展を確認）．

経口摂取の程度と栄養状態を把握し，イレウスの有無を確認．イレウス時は特に電解質のチェックが欠かせない．術前のIVHの期間が長い症例では脱水状態であると考える．

前投薬は通常の硫酸アトロピン，ミダゾラムでよい．

2）麻酔導入

全身麻酔に硬膜外麻酔を併用するのが一般的である．硬膜外麻酔に関しては，凝固能異常，出血時間延長などの禁忌や準禁忌がなければ積極的に併用するのが望ましい．硬膜外チューブの留置位置はTh10〜L1までの間で挿入が適当．チューブ留置後サイアミラール（3〜5 mg/kg）またはプロポフォール（1〜2 mg/kg）＋ベクロニウムと通常通りの導入でよい．

3）麻酔維持

硬膜外麻酔と全身麻酔の併用で行う．特に麻酔維持で禁忌となるものはないので，通常通りGOI，GOS，プロポフォール-フェンタニルより選択．ただし，イレウス状態の患者に対しては，笑気は禁忌．

A-line，中枢ルートを準備（中枢ルートは術前に鎖骨下静脈に入ってくることが多い）．術中，大量出血する場合に備えて末梢ラインは18G以上の太いルートをとっておく．体温は鼻腔温を計測（直腸温は使用できない）．

マイルズ手術は腹部から会陰に操作が及ぶため，硬膜外麻酔がこ

れをすべてカバーはできない．手術部位に応じてフェンタニルを追加する．術操作により，尿路損傷することがあるので，尿の色に注目．血尿が見られたら，必ず外科医に尿が赤くなってきたことを告げ，その原因（損傷，あるいは炎症性によるもの？）を確認してもらう．会陰部・骨盤内の手術操作時，静脈叢からの大量出血の可能性があり，十分に術野に注目する（頭側に立っているだけではシーツにたれ込んでいる出血を見逃すことになる．肛門側の方も注視すること）．

体位が砕石位のため，以下の神経麻痺に注意する．

腓骨神経麻痺：膝部分と足台の間の接触部には十分にクッションを置く．

坐骨神経麻痺：足を上げすぎないようにする．

4）術後管理

基本的に手術室で抜管できる．しかしながら，大量出血後・手術侵襲が大きい場合（骨盤内臓腫瘍全摘など），手術が長時間におよび水バランスがかなりプラスにならざるを得ない場合は，手術終了後vital sign が安定していても予備能は極めて乏しいので，挿管したまま人工呼吸管理することも考慮する．

15 眼科手術の麻酔

 眼科疾患はほとんどが局所麻酔で行われるため，麻酔科管理となるケースは少ない．小児の斜視，先天性緑内障，成人では手術にて患者の協力が得られなくなる可能性，患者の希望などが全身麻酔の対象となる．概して高齢者が多いため，合併症の有無を十分に評価する．

 前投薬は通常通りで，麻酔維持に特に制限はなく，術後抜管を行うが，眼疾患で以下の2点は必ずチェックする必要がある．

 緑内障は前投薬やリバースで用いるアトロピンが眼内圧の上昇を招く危惧がある．術前に緑内障が開放隅角であれば，使用可，閉塞隅角であれば使用を控える．リバースはアトロピンに代えてエチレフリンなどのβ作動薬を用いる．

 網膜剥離の手術や網膜剥離の手術の既往がある患者では，その治療のために硝子体内にガスを封入する場合があり，そのときは笑気は使用できない[1]．網膜剥離の患者では必ず眼科主治医にその点を確認，はっきりしないときは笑気は使用しない．

参考文献
1) Yang YF, Herbert L, Ruschen H, et al : Nitrous oxide anaesthesia in the presence of intraocular gas can cause irreversible blindness. BMJ 325 : 532-533, 2002.

16 耳鼻咽喉科手術の麻酔

1．扁桃摘出術の麻酔

　術前評価では睡眠時無呼吸症候群の有無を確認する．前投薬はアトロピンのみかなし．麻酔導入はサイアミラール（3～5 mg/kg）またはプロポフォール（1～2 mg/kg）後，マスク換気ができることを確認してベクロニウム投与と通常どおりの導入でよい．気管内チューブは6.0mmのスパイラルチューブで正中固定．麻酔維持は特に制限なし．

2．マイクロラリンゴの麻酔

　術野の妨げにならないよう細い気管内チューブ（スパイラルチューブ，5.5mm）か，術者によってはHFJV用のチューブとの指定する場合がある．術前に要確認．導入までは通常どおりだが，HFJVのときはガス麻酔薬や揮発性麻酔薬は使用できないので，プロポフォールとフェンタニルの静脈麻酔で維持．

3．レーザー手術の麻酔

　上気道の微細手術でレーザーを用いることがあり，気管チューブの発火対策が必要である．前投薬，麻酔導入は通常どおりでかまわないが，気管内チューブはレーザー用の特殊なチューブを用いる．カフは生理的食塩水で膨らます．このときカフに入れた生食の量を覚えておき，抜管の時十分に生食を抜くことを忘れない．麻酔維持では酸素濃度をできるだけ下げ，SpO_2のモニター下でFIO_2を30％以下にできればそれが望ましい．笑気は助燃性があるので使用しない．揮発性麻酔薬についても，発火に伴い毒性のある物質を産生する可

能性があるため使用は控え，麻酔維持はプロポフォールとフェンタニルの静脈麻酔で行う．レーザーを実際に使うときは，レーザーで目を痛めるので，麻酔医を含め手術室内にいるヒトは保護用のゴーグルを使用する．

4．鼓室形成術の麻酔

術前に術者の要望として，手術終了後のバッキングが禁忌かおよび手術中の笑気の使用の可否を尋ねておく．麻酔前投薬，導入，維持は通常どおりでよい．バッキングを避けたいときは気管内挿管よりもラリンジアルマスクを用い，筋弛緩薬をモニター下に最小限に抑え，手術終了後麻酔をきり，体動が現れる前にリバースし，自発呼吸を確認したら直ちにラリンジアルマスクを抜去する．バッキング不可の症例では麻酔をきる前に必ずスタッフを呼ぶこと．

5．咽頭腫瘍の麻酔

術前に気管切開のタイミングを確認．最初に行うときは麻酔導入後，ラリンジアルマスクで気道確保し，気管切開に移る．術途中で行うときは通常通り気管内挿管を行う．麻酔前投薬，麻酔導入，麻酔維持に特記すべきことはない．気管切開後，切開孔よりスパイラルチューブ（8.0または8.5 mm）を挿入してもらう．このとき容易に片肺挿管になるので，入れすぎないように注意が必要である．

6．気道異物の麻酔

小児に多く，術前に異物の位置（気管か右か左か），異物がチェックバブル様に働き肺気腫になっていないかをチェックし，外科医に手術の計画をたずね，全身麻酔を行うにしても筋弛緩薬を使えるか（自発呼吸をなくして大丈夫か）をよく吟味する．筋弛緩薬が使用できれば，通常通りの麻酔管理でかまわないが，肺気腫の疑いがあるときは笑気の使用を避ける．異物除去中に起こる合併症として喉頭

けいれんがある．筋弛緩薬を用いていなければ筋弛緩薬を使って気管内挿管し，全麻中であればけいれんがおさまるまで我慢する．また，異物除去中に異物が気管を塞ぐことも起こりうるが，そのときは気管チューブで異物を押し下げて（もちろん blind），右または左（ふつうは右）に押し込み，せめて片方の肺に換気できれば，最悪の事態は免れる．

7．気管切開（永久気管瘻）を有する患者の麻酔

　術前から気管切開を有している患者の場合は，気管切開を施行してから時間が経つと上気道が狭窄・閉塞し，通常どおり急速導入した場合にマスク換気ができないことがある．気管切開を有している患者では，すべてラリンジアルマスク(成人で＃3)を用いて，気切孔を覆えば容易に換気ができる．そのとき，上気道から逆に口や鼻から漏れるようであれば誰かに手で塞いでもらえばよいが，実際はそれをするほどのことはない場合が多い．十分筋弛緩を得てからスパイラルチューブを気管切開孔より挿入するが，気管分岐部まであまり距離がないので容易に片肺挿管になるので，その点は十分注意が必要である．

17 乳腺・内分泌手術の麻酔

1. 褐色細胞腫の麻酔

1) 術前評価・前投薬

　産生カテコールアミンがノルエピネフリンかエピネフリンかの区別．多くはノルエピネフリン型であるが，ときにいずれも上昇している場合もある．手術の予定 2〜3 週間前より α 遮断薬（プラゾシン）にて末梢血管を拡張しつつ，血圧のコントロールおよび循環血液量の補正を行う．プラゾシンでの血圧のコントロールが十分でないときは，これに β 遮断薬（選択的な $β_1$ 遮断薬）を追加する．長くカテコールアミンに曝露されてきたため，特に心臓の術前の機能評価は不可欠である．心肥大がある症例ではカテコールアミン心筋症を疑う．心臓の収縮力や脈拍のコントロールには $β_1$ 受容体が深く関わっているため，カテコールアミンの長期暴露により $β_1$ 受容体の down regulation が起こっている可能性は高い．この場合は外因性に投与されたカテコールアミンの効果が減弱するため，腫瘍摘出後の循環動態維持により多くのカテコールアミンを必要とすることを頭にとどめておく．

　前投薬はアトロピンとミダゾラムの通常どおりでかまわない．

2) 麻酔導入

　全身麻酔に硬膜外麻酔を併用するのが一般的である．硬膜外麻酔に関しては，凝固能異常，出血時間延長などがなければ積極的に併用するのが望ましい．硬膜外チューブの留置位置は Th8〜Th11 までの間で挿入が適当．チューブ留置後サイアミラール（3〜5 mg/kg）またはプロポフォール（1〜2 mg/kg）＋ベクロニウムと通常どおりの導入でよい．ドロペリドールは時に腫瘍細胞からのカテコールアミンの分泌を刺激するので使用しない．

3）麻酔維持

麻酔維持の方法に特に制限はない．患者は長期に高カテコールアミン血症にさらされているため，麻酔導入に伴う交感神経の抑制により，どのような循環動態の変化を招くかは予想しにくい．導入に先立ちA-lineの確保が望ましい．手術中は，外科操作が腫瘍周辺に及ばなければ特記すべきことはないが，いったん手術操作が腫瘍周辺に及ぶと，その刺激により腫瘍から大量のカテコールアミンが放出され，いったん手術操作を控えるとその放出が止まる，というサイクルが繰り返される．この急激な状況の変化にいかに対応するかが最大のポイントであるが，腫瘍の大きい場合はカテコールアミンの放出も多く，循環管理に難渋する．モニターはA-line，中心静脈圧，スワンガンツカテーテルを使用．

カテコールアミンの放出による血圧上昇には血管拡張薬とイソフルレンなどの揮発性麻酔薬で対応する．血管拡張薬としてはニトロプルシッド，ニカルジピン，PGE_1，フェントラミン（レギチン®）が用いられるが，どれが一番勝るかの明確な証拠はない．薬理学的に言えば，受容体レベルで直接拮抗するαブロッカーのフェントラミンが一番効果的と思われるが，フェントラミンは選択的なα_1ブロッカーでなく，同時にα_2受容体を拮抗する．特に交感神経終末のα_2受容体を拮抗すると，交感神経終末からのノルエピネフリンの放出を刺激し，頻脈を招くという短所があり，これのみで対処するのは難しい．循環動態の変動の大きい場合は，これらの薬剤の組み合わせで対処するしかない．また，脈拍の上昇にはランジオロールなどの短時間作用性β遮断薬で対処する．持続投与（5〜20γ）をベースに脈拍の変化に応じてボーラス投与を行う．

腫瘍が摘出されると高カテコールアミン血症が急激に失われるため，逆に十分にカテコールアミンを投与しなければ循環動態は維持できない．患者の腫瘍がノルエピネフリン分泌型であれば，ドパミンにノルエピネフリンを，エピネフリン分泌型であればドブタミン（またはドパミン）にエピネフリンを追加し，積極的に循環維持にあたる．術後数日カテコールアミンが必要なこともある．

腫瘍摘出前後で血糖値の変化も重要．摘出後にカテコールアミン

が急激に低下し，低血糖を招く．

4）術　　後
手術室での抜管は可能であるが，循環動態が不安定であれば，あえて抜管する必要はない．ICUにて循環動態の安定を待って抜管するのが無難だろう．

2．原発性アルドステロン症の麻酔

術前には高血圧と電解質（K）のコントロールのチェックを忘れず行い，麻酔管理もこの2点が重要である．前投薬，麻酔導入は通常通りでかまわない．麻酔維持も特に禁忌はない．ただ，術前の高血圧の既往が長く，CTRが50％を越え，ECG上左室肥大が認められるような症例では，麻酔中の低血圧や心不全の発生が起こりうることを頭にとどめて麻酔の準備と管理にあたる．

3．甲状腺機能亢進症の麻酔

術前に甲状腺機能の正常化がされていれば問題はない．しかし，それが十分でない場合，麻酔中に手術刺激がきっかけとなって頻脈，高血圧，体温上昇などのいわゆる"甲状腺クリーゼ"のリスクがある．甲状腺機能が補正できず，亢進したままで麻酔管理を行わなければならない場合の麻酔方法に関しては特に選択すべきものはないが，なるべく深い麻酔深度が得られることが望ましい．手術のため頸部を伸展するため，気管チューブはスパイラルチューブを選択する．術中の頻脈にはβ_1遮断薬（例えばランジオロールでは0.1mg/kg，ivまたは5〜20γの持続投与など）で積極的にコントロールを行う．甲状腺の手術では，いかなる病気であろうとその切除範囲によって術後の両側反回神経麻痺が問題となる．術者とのコミュニケーションは重要で，その疑いがあるときは抜管時に直接喉頭鏡にて声門の動きを観察する．

4. Cushing症候群の麻酔

　術前の問題点として高血圧，電解質異常，肥満，糖尿病があげられる．また，長期にステロイドに曝露されているため，術中のステロイドカバーが必要と考えられている．麻酔導入，維持に特に禁忌はない．アルドステロン症同様に麻酔中の循環系の変化に注意を払う．

5. 副甲状腺機能亢進症の麻酔

　副甲状腺に腫瘍や過形成が生じ，副甲状腺ホルモン(PTH)が過剰に分泌され高Ca血症を呈し，多くは低P血症も呈する．多発性内分泌腺腫症(MEN I・II)に伴うことも多い．血漿Ca濃度の低下により副甲状腺の過形成を呈し，PTH分泌が更新した状態は続発性副甲状腺機能亢進症といい，多くは慢性腎不全の長期透析患者に続発する．極端な高Ca血症でなければ，正常な腎機能，心機能を保っていれば術前問題は特にない．前投薬は特に通常と変わらない．極端な高Ca血症(15mg/dl以上)ではクリーゼの危険性があり，全身状態の急激な悪化，精神神経症状，乏尿などを呈する．緊急手術の場合，急速輸液および利尿薬にて尿中にCaを排泄し，血中Ca濃度を14mg/dl以下に下げる．リン酸の投与は腸管からのCa吸収を抑制し，骨のCa再吸収を増加させる．さらに治療が必要な場合，glucocorticoid，mithramycin，calcitoninを投与する．glucocorticoidは腸管によるCaの再吸収をさらに抑制し，mithramycinは血中Ca濃度を48時間以内に是正する．calcitoninは骨のCa再吸収を直接抑制する．

　禁忌とされる麻酔薬は特にない．コントロールが不完全な高Ca血症を輸液や利尿により是正するとともに，他の電解質異常の補正を行う．骨粗鬆症の著明な場合，体位変換や挿管抜管時に病的骨折や腱断裂を起こす可能性がある．また，高Ca血症では非脱分極性筋弛緩薬に対する感受性が低下し，逆に副甲状腺摘除後には低Ca血症を生じ，感受性が亢進する可能性がある．不整脈に注意(心電図上PR

短縮，QT短縮が見られる）．過換気による呼吸性アルカローシスは血中Ca濃度を低下させるが，逆にアシドーシスではCa濃度が上がってしまう．

副甲状腺を摘出した場合，術後の電解質のコントロールが重要である．

1）低Ca血症

術中における低Ca血症はむしろ稀であり，骨への再吸収によって術後24時間以内に低下し，4，5日目に最も低くなることが多い．低Ca血症によりテタニーを引き起こす可能性があり，Chvostek's signやTruosseau's signが潜在性テタニーを診断するうえで有名である（Chvostek's signは正常な人でも10～20％に見られる）．最も危険なテタニーの症状としては喉頭けいれんが挙げられる．

2）低P血症

低P血症は，うっ血性心不全の患者では特に是正されるべきで，1.0～2.9mg/dlに保つことで左室機能が改善され，前負荷も軽減される．また，低P血症は血小板機能を低下させたり，白血球の機能を低下させたり，麻痺や筋力の低下を招く．

3）低Mg血症

低Ca血症の患者において，PTHの分泌は低Mg血症によって制限されるため，低Mg血症の是正は特に大切である．低Mg血症により不整脈やテタニーが生じる．

そのほか稀であるが，手術による侵襲のため両側反回神経麻痺や喉頭浮腫などが起こる可能性があり，抜管時はもちろん，抜管後も注意が必要．

6．乳房切除術の麻酔

合併症がなければ麻酔上問題はない．手術部位を確認して，静脈ルートと血圧測定のマンシェットは上肢反対側か下肢にする．皮弁

再建術を行った場合，パッキングを避けてほしいとの要請が時にあるので，術前に確認し，そのような場合は筋弛緩モニターを用い，手術終了後スタッフを呼んでその指示を仰ぐ．

7．糖尿病合併患者の麻酔管理

1）術前評価と前投薬

術前の空腹時血糖値のコントロールがされていることと，糖尿病に伴う合併症として心臓，血管（脳血管，冠動脈，末梢血管），腎機能，神経障害をチェックする．血糖コントロールにインシュリンが術前から使用されているときは，術中も投与することに躊躇しない．麻酔前投薬に特別な禁忌はない．手術当日は朝から絶食のため，ふだん処方されている経口糖尿病薬により，低血糖に陥る危険性があるため，術当日はこれら薬剤は止める．

2）麻酔導入，維持

麻酔導入，維持に特別な禁忌はなく，むしろ合併症に左右される．例えばneuropathyが認められる患者では，硬膜外麻酔などに低血圧がより助長される．心臓の合併症があれば，それに準じた麻酔が望まれる．

術中の血糖コントロールの一番の基本は低血糖にしないことであり，次には漫然と高血糖を持続させないことである．一つの目安として術前の空腹時血糖値より下げないこと．血糖コントロールにインシュリンを用いることは推奨されるが，必ず血糖値をチェックしたのち投与開始する．盲目的なインシュリン投与は危険であり，実際インシュリンを投与するときはブドウ糖と一緒に投与するのが基本．血糖値の目標としては，150〜200mg/dlである（もっと厳密な管理を必要とする意見もあるが，今後の動向をみていずれ改訂したい[1]）．血糖のコントロールのやり方には様々な考え方がある[2]．ひとつのやり方としては，まず血糖値を測定して，（その血糖値）÷150で小数点以下を切り捨てた値のインシュリン単位（unit）を1時間あたり持続投与を開始する．一番大切なことは，こまめに血糖値を測

定して，随時インシュリン投与量を変えていくことである．実際には末梢ルートしかないときは，20％ブドウ糖液20mlにインシュリン2単位(ブドウ糖とインシュリンの単位数が2：1)を加え，インシュリンの所定単位が入るように投与量を設定する．中枢ルートがあれば50％ブドウ糖液を使用し，より高濃度のインシュリンを用いてもよいし，血糖値が上がりすぎるようであればブドウ糖とインシュリンの単位数を1：1としてもよい．

参 考 文 献
1) McAnulty GR, Robertshaw HJ, Hall GM：Anaesthetic management of patients with diabetes mellitus. Br J Anaesth 85：80-90, 2000.
2) 症例検討：糖尿病と麻酔．LISA 8：57-85, 2001.

18 緊急手術の麻酔

1. 緊急手術の問題点

1）マンパワーの不足
予定手術と異なり限られた人数で，限られた時間内に可能な限りの準備をしなければならない→準備が足らないよりは，余分にしている方がよい．

2）情報収集が困難
意識低下，激痛などにより患者からの情報収集が困難，事態の緊急性のために情報収集する時間がない，など→主治医からの情報収集特にいつ飲食したか？をできる限り聞き出す．

3）全身状態の把握が困難
十分な術前検査がないので，全身状態の把握は難しい．いろいろな場面を想定して対処を考えておくことが要求される．たとえば，交通事故などでの出血の可能性がある症例では，肉眼的に確認出来ない潜在的な出血（腹腔内，胸腔内，骨盤内など）により hypovolemia に陥っている可能性がある．これを見逃して麻酔をかけると血圧が低下し，心停止を来すことがある．また，頭や胸郭内に少しでも空気が迷入していれば，笑気の使用で循環虚脱や低酸素血症に陥ることがある．何か異常を発見したときの対処法に麻酔科医の力量が問われる．

4）フルストマック
緊急手術患者はすべてフルストマックとして扱い，導入は crash induction で行う．飲食後十分時間が経過していても，外傷，腹痛などにより消化管運動が停止することが多いので，いかなるケースで

もcrash inductionを原則とする．

2．術前に得ておきたい情報

1）患者の基本情報
　氏名，年齢，性別，体重，身長，血型，疾患の有無，術式，最終経口摂取時間(何をいつどれぐらい食べたか)，開口後屈，マスク換気が出来るかどうか(いびき，小顎かどうかに注意)，挿管困難が予想されるかどうか．

2）ルートチェック
　末梢に何ゲージがどこに入っているか？A‐line，中枢(ルーメン数，ゲージ数？)の有無，投薬状況(何がどこからどれだけ？)．

3）輸血の準備は？
　出血が予想される症例では必ず確認．原則は輸血が手術室にあがってから麻酔導入．

4）患者の既往歴の検索
　患者が意識なしなどではほぼ絶望．しかし，できる限りの情報(特に心肺系の情報とアレルギーの有無)を患者家族や紹介状などより聞き出す．特に心臓に関する合併症は重大．術前の心電図のチェックは必須．患者を見たら必ずその耳たぶを見る．耳朶に皺が右左いずれかにあれば冠動脈疾患の可能性がある(図10)．(約40％の可能性，でももし皺がなければ90％以上の確率で冠動脈疾患は否定できる[1]．)

3．麻酔の準備

1）麻酔薬など
　薬は症例に応じて準備(ヘルツトレー，カテコールアミンなど)，しかし，通常より余分に準備．たとえば硫酸アトロピン，エチレフリ

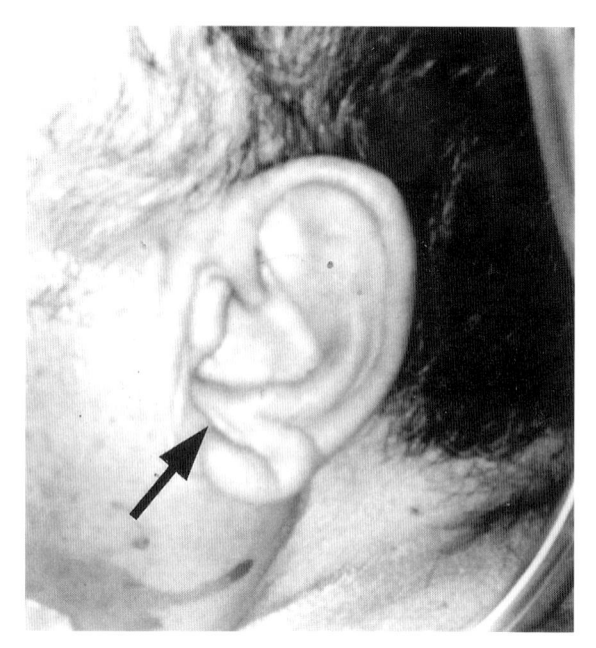

図10　典型的な耳朶の皺（しわ）

ン，メトキサミンなどの循環作動薬は必須．必要と思ったらドーパミンなどのカテコールアミンも準備．胸部，腹部の出血が予想される症例ではPPFと急速輸血の準備．

　Crash inductionの場合はサクシニルコリンを薬剤部から持ってくる（空アンプルは捨てないこと）．帝王切開のときはカイザーセット．

2）その他の器具など

　吸引チューブは必ず準備しておく．シリンジポンプも数台準備する（電源コードを忘れずに）．術前から観血的圧モニターをしていれば，なるべく運ばれてきたトランスデューサーなどを用いる（節約のため）．

3）病棟へのお願い

　フルストマックが少しでも疑われる患者では，病棟で必ず胃管チューブを入れてもらっておく．

4．麻酔の導入

1）患者の搬送
すでに挿管されている場合は手術部の入り口へお出迎え．手術室までは麻酔科による用手換気（ジャクソンリース回路を準備）．

2）挿管について
原則的に crash induction.
【方　法】
①手術室入室時に胃管チューブが入っている場合は，胃液吸引後に抜去する（cricoid pressure の邪魔になるし，胃管を伝って胃液が逆流する）．
②イレウス管が入っている場合は，吸引だけし抜去しない．
③十分に酸素化，脱窒素化（6 L/min）．
④非脱分極性筋弛緩薬（ベクロニウム：マスキュラックス®）を1 mg を投与（precurarization；fasciculation を予防）
⑤ベクロニウムを投与後，precurarization の効果が現れてきたら（約3分後に瞼が重たくなる感じがするかどうかを確かめる），サイアミラールを5 mg/kg 投与し，引き続いてサクシニルコリン（脱分極性筋弛緩薬）を1.5mg/kg 投与．同時に介助者は輪状軟骨を圧迫する（cricoid pressure）．
患者の自発呼吸に任せておき，用手換気を絶対にしない．
⑥サクシニルコリンにより呼吸が停止したら挿管する．このとき喉頭展開時に唾液などで声門が見えないことがあるので，第二介助者（ふつうは看護師さん）はいつでも口腔内吸引が出来るように吸引チューブを持ってスタンバイしておく．
⑦挿管後は，何よりもまず挿管チューブのカフを膨らませる（気管内への誤嚥を防ぐ）．気管内に挿管されていることが確認できたら cricoid pressure を解除．
⑧挿管に失敗した場合は，cricoid pressure をかけたまま陽圧換気をゆっくり行う（PIPは $20cmH_2O$ 以下）で行う．酸素化が十分であれ

ばCO_2が溜まることは気にせず,むしろ圧をかけすぎて胃に空気が入ることを避ける.あわてず再挿管を試みる.

参 考 文 献
1) Kuri M, Hayashi Y, Kagawa K, et al：Evaluation of diagonal earlobe crease as a marker of coronary artery disease in preoperative evaluation. Anaesthesia 56：1160-1162, 2001.

19 移植手術の麻酔

1. 肺移植の麻酔

1）ドナー（生体肺移植）の麻酔
(1) 前投薬
喀痰が粘稠になることを嫌い，アトロピンは投与しないことが多い．

(2) 麻酔管理
通常の肺葉切除と同様，硬膜外併用の全身麻酔（分離肺換気）で維持する．麻酔維持は揮発性麻酔薬でも静脈麻酔でもかまわない．
肺血管拡張のため，肺葉摘出15～90分前よりPGE_1を収縮期圧90～100mmHgを目安に摘出終了まで投与する．

移植開始の約1時間前から移植肺を再膨張し，ヘパリン100～300単位/kg，メチルプレドニゾロン（ソルメドロールなど）を500～1,000mg投与する．十分換気してから肺門部血管を遮断する．

通常の肺葉切除の麻酔同様に手術室にて抜管が可能．

2）レシピエント（成人）の麻酔（主に生体肺移植）
(1) 術前評価と前投薬
患者の呼吸機能の評価は，特に単なる検査上の数字の評価のみならず，患者の現在の理学的な所見や呼吸不全を招いた原疾患を把握すること．ほとんどの患者は術前より酸素の投与を受けているが，"日常的に患者が仰臥位になれるか否か"は仰臥位で麻酔導入ができるかを評価するうえで重要であるし，麻酔導入後は陽圧換気になるためそれに耐えうるかの評価は必須である．例えば，原疾患が肺気腫性疾患であれば，陽圧換気に伴う肺の過膨張，低酸素血症などが懸念される．これらの評価は，麻酔導入時や手術時のどのタイミングで人工心肺を準備し，導入するかを決定するうえで不可欠である．

前投薬は，患者の不安除去目的でミダゾラムの筋注または静注することもあるが，その後の呼吸状態をよく観察しておく．アトロピンは喀痰を粘凋にさせるので，疾患や患者の状態により投与を決定する．

(2) **麻酔導入，モニタリング**

麻酔導入に先立ち，心電図，非観血的動脈圧測定，パルスオキシメーターなどの標準的なモニタリングに加え，静脈ラインおよび直接動脈圧ラインの確保を局所麻酔下に行う．肺移植に限らず，すべての移植手術ではこれらのライン確保は清潔下に行うのが望ましい．通常のモニターに加え，スワンガンツカテーテルや経食道エコーは必須である．

導入はrapid inductionが一般的．維持は基本的にプロポフォール・フェンタニルか，NLAで行うが，セボフルランやイソフルランなどの吸入麻酔薬も使用できるが，笑気は用いない．人工心肺を使用するため，硬膜外麻酔は併用しない．脳死肺移植はすべて緊急手術であるため，いわゆるfull stomach状態に準じて扱うべきであるし，予定手術である生体肺移植であっても嚥下性肺炎の発症を抑止することにあらゆる手段を講じる必要がある．すなわち，筋弛緩薬投与後，速やかにクリコイドプレッシャーを行いつつ気管内挿管を行う．

原発性肺高血圧症例やwet caseでない両肺移植の場合は，シングルの気管チューブでも構わないが，死体肺移植で片肺移植のとき，あるいはwet case，片側が高度な気腫性肺で換気するとair trappingするような症例では分離肺換気ができ，左右別々に吸引可能なダブルルーメンチューブを挿管するほうが管理しやすい．チューブサイズはできるだけ径の大きなものを選択する．呼吸はvolume control，pressure controlのどちらのモードでも構わないが，移植後は肺の過膨張を防ぐために一回換気量，気道内圧は低めに設定するか，pressure controlを推奨する．

PCPSは導入前に局麻下に行うか，導入後，換気状態や循環動態を考慮して開始されるが，いずれにしても開始前にヘパリン約150単位/kg投与する．

感染対策の一つとして，抗生剤は，入室と両肺摘出時に投与する

(外科サイドからの指示あり).

(3) 麻酔維持

麻酔維持については，循環動態が許すならば，特に禁忌となる麻酔薬はない．ただし，笑気に関しては，呼吸管理が100％酸素下でないとできない可能性が高いことや，陽圧呼吸により気胸が生じる懸念があるため用いない．フェンタニルを中心にプロポフォールやイソフルレンなどの揮発性麻酔薬により循環動態の安定を図る．

麻酔管理中の呼吸管理については過膨張は避け，術前の$PaCO_2$の値を目標にすべきで，術前より高炭酸ガス血症の患者では低酸素血症にならない限り$PaCO_2$を正常化する必要はない(いわゆるpermissive hypercapnia)．一回換気量，呼吸回数を低めにし，さらに呼気相をより長く設定する人工呼吸が望ましい．PEEPの使用については，呼気抵抗が見られる患者では呼気抵抗を減少させ，肺内への空気の取り込みを減らす効果がある一方で，過度のPEEPはかえって空気の取り込みを増加させるため，その使用には厳密な観察が要求される．

レシピエントの両肺を摘出後，麻酔科は気管内，口腔内を入念に洗浄し，気管支鏡やフィルターなどを新しいものに入れ替え，新しい気管内チューブ(ダブルルーメンが望ましい)を挿管する．

気管支吻合が終了したところで気管支鏡で縫合部と出血を確認．

移植肺の再灌流障害を軽減するために，PGE_1やNOを第一肺吻合時より投与開始する．この時期にメチルプレドニゾロン 1,000mg 投与．再灌流は第一肺吻合終了後に行ってもよいが，片側性肺水腫の原因にもなりうるので，両肺吻合終了後に左右同時に再灌流するか，第二肺の移植後，十分な復温を待ってから人工心肺を離脱するという方法もある．ここでの換気は，特に肺の過膨張を防ぐために一回換気量，気道内圧を低めに設定する．また，換気開始時よりPEEP 3～10cmH_2Oで施行する．

人工心肺離脱時に使用されるカテコラミン類，血管作動薬は通常，心臓手術におけるものと同様であるが，循環管理とくに右心不全の回避は肺移植の麻酔管理では必須である．右心機能を維持するために，カテコールアミンの投与や血管拡張薬による肺血管拡張療法を

積極的に行うべきである．具体的には血管収縮作用に乏しいドブタミンが第1選択であろう．容量負荷も左心系の前負荷を維持するうえでは有効であるが，過度の容量負荷は右心室の拡張および収縮不全を招く恐れがあるため，肺動脈圧やTEEによる右室の心収縮能の綿密なモニタリングのうえで慎重に行う．血管拡張薬としてはニトログリセリンやプロスタグランディンE_1が考えられるが，体血圧の低下という短所がある．一酸化窒素（NO）の吸入は体血圧への影響がなく，使いやすい．また，phosphodiesterase III 阻害薬のミルリノンやオルプリノンは血管拡張作用と心収縮力増強作用を有しており，低血圧にならなければ有効である．

　両肺吻合終了後，スワンガンツカテーテルを肺動脈まであげて（それまでは上大静脈留置），肺動脈圧，心拍出量などをモニターする．また，経食道エコーで右室の動きや肺静脈の狭窄などをみておく．

　輸液については，輸液投与量を制限するのが大原則であり，細胞外液はほとんど必要最小限に行うが，血圧，心拍出量，肺動脈圧，中心静脈圧，尿量，出血量などにより判断するのはいうまでもない．ただし，人工心肺からの離脱時に限っては循環動態の安定を第1として，そのための容量負荷に躊躇してはならない．循環動態が安定していれば，たとえ術後に肺水腫に陥っても一過性であり人工呼吸にて十分対処できる．

　人工心肺離脱時は，型どおりプロタミンでACTを正常範囲にし，手術終了後，フルモニターのまま集中治療室へ．

(4) 術後管理

　手術終了後はシングルルーメンチューブに入れ替えるべきところであるが，術後に左右の肺に別々の換気条件で管理する選択肢を残す目的で，肺移植ではダブルルーメンチューブのままでICUに帰室させる．術中の管理では循環動態の安定を維持するために，容量負荷が時として過度になることが多い．そのため，輸液の負荷を最小限にとどめ，フロセミドやマンニトールなどの利尿薬やANP（ハンプ®）を積極的に使用し尿量の維持にあたる．

　麻酔からの覚醒に際しての疼痛管理が必要である．これは術後の呼吸機能の回復にとっても重要であり，硬膜外チューブを用いた鎮

痛が有効である[1]．肺移植では人工心肺を用いる可能性があるため，麻酔直前にチューブを留置することはためらわれる．術後ICUにて循環動態および呼吸状態の安定を待って留置するのが適当であろう．

3）レシピエント（小児）肺移植の麻酔の留意点
（1）前投薬
前投薬は，ミダゾラムまたはジアゼパムの経口投与のみで，アトロピンは投与しない．
（2）麻酔導入，維持
麻酔導入はフェンタニル，サイアミラールで行うことが多く，吸

表15 肺移植の麻酔管理の留意点

麻酔導入
　①循環（右心抑制），呼吸不全
　　⇨フェンタニルとベンゾジアゼピンで導入，PCPSの用意
　②感染防止
　　⇨クリコイドプレッシャーのもとで気管内挿管
　　⇨ライン確保はガウンテクニック
　③ダブルルーメンチューブ
　　⇨なるべく太い左用チューブ
麻酔維持
　①呼吸管理
　　⇨過膨張は避け，術前の$PaCO_2$の値を目標（permissive hypercapnia）
　　⇨一回換気量，呼吸回数を低めにし，さらに呼気相をより長く設定
　　⇨適切なPEEP
　②循環管理
　　⇨右心不全の回避
　　⇨カテコールアミン（ドブタミン）phosphodiesterase III阻害薬
　　⇨血管拡張薬（ニトログリセリン，プロスタグランディンE_1，NO）
　　⇨慎重な容量負荷
術後管理
　①ダブルルーメンチューブ
　　⇨そのままICUへ，左右の肺に別々の換気条件で管理
　②尿量の維持
　　⇨フロセミド，マンニトール，ANP（ハンプ®）
　③術後疼痛
　　⇨硬膜外チューブの留置

入麻酔によるslow inductionは適さない．モニターとしては通常のもののほかに，右内頸静脈よりCVP測定用のカテーテル（ダブルカトリプル）を挿入し，CVPのモニタリング，経食道エコーは成人同様必須である．維持は基本的にNLAに少量の吸入麻酔薬を併用して行う．挿管チューブはできるだけ径の太いシングルルーメンチューブを使用する．

人工心肺中や人工心肺離脱後は大人に準じる．メチルプレドニゾロンは15mg/kg（最高500mg）で投与．幼小児例ではスワンガンツカテーテルを挿入しないため，肺動脈に直接カテーテルを挿入し，肺動脈圧を測定する（これは術後しばらくこのままにしておく）．肺血管抵抗をできるだけ下げるため，$EtCO_2$を26～30mmHgに保つよう呼吸回数を設定する．PEEPは3～5 cmH_2Oかける．

2．肝臓移植の麻酔

1）ドナーの麻酔管理
・通常の肝切除術に準ずる．前投薬，麻酔導入は通常どおり．
・手術に先立ち，硬膜外チューブを入れ，麻酔維持はGOI＋フェンタニル＋硬膜外麻酔．
・術開始時より自己血400mlを採取しておく．
・肝グラフト摘出前よりドパミン2～3μg/kg/min，PGE_1 0.02～0.05μg/kg/minで開始（循環動態により調節）．グラフト灌流直前にヘパリン1 mlを静注．

2）肝移植の麻酔（レシピエント）
（1）前　投　薬
通常の麻酔に準ずる．ただし，病態により投与量を1/2～1/3に減量する．
（2）麻酔導入，モニタリング
原則的に急速導入．生体肝移植，脳死肝移植にかかわらず輪状軟骨圧迫を併用する．
・フェンタニル＋ミダゾラム（10mg） or ジアゼパム（10mg）．

- 小児では型どおりの GOS の slow induction.
- 挿管は，出血傾向がある場合，出血させぬよう十分注意して行う．

a. ライン確保
- 末梢ラインは輸血用に2本以上（上肢に 14G 以上または Arrow 8 Fr ショートシースを急速輸血用ラインとして．もし上肢に取れなければ内頸または外頸静脈）．
- 動脈圧ラインは2本確保（1本はバックアップ用．下肢でも OK）．
- 中枢ラインは内頸静脈にトリプルルーメンと S-G カテーテル（SvO_2，CCO 測定可能のもの）．
- 小児例では S-G カテーテルは入れられない．内頸静脈にトリプルルーメンを確保し，輸血用に耐えうる末梢を1本確保する．

b. モニタリング
- 圧モニター：動脈圧，CVP，PA 圧．
- 呼気炭酸ガスモニター．
- 経食道エコー：空気塞栓，Volume 管理に有用（4-chamber view）．
- 麻酔導入後，気管チューブ，中枢ラインの位置を胸部 X-P で確認．

(3) 麻酔維持
- O_2-Air-Isoflurane ＋フェンタニル，プロポフォールも使用可．
  状態よければ翌日抜管するため，フェンタニルは 30 μg/kg までとする．
- N_2O は使用しない（空気塞栓及び消化管ガス防止のため）．
- PaO_2 100〜200mmHg で維持するように，FIO_2 を調節する．
- PEEP 5 cmH_2O 程度をかけてもよい（空気塞栓予防にもなる）．
- $PaCO_2$ は，35〜40mmHg で維持．

(4) 輸液・輸血
a. 輸液
肝臓での糖新生低下のため，5％TZ（もしくは5％ブドウ糖加酢

酸リンゲル液）を5 ml/kg/hr で投与する（BSを100〜200mg/dlにコントロール，後肝期は，高血糖になりやすくなるのでブドウ糖投与量を調節）．乳酸リンゲルは使用しない．

　b．輸　　血

　MAP，新鮮血，血小板は，X線照射し，FFPも含めて白血球除去フィルターを通して輸血する．

　肝摘出まで　凝固能が軽度低下の症例は，PPFとMAP投与，凝固能異常が高度な場合，FFP・新鮮血を投与する．最低限，PT 20sec あるいはACT 150〜200sに維持する．血小板は，5万以下なら濃厚血小板を投与する（1単位/kg）．

　再灌流後　術後の肝動脈血栓の発生を防ぐため，FFPや濃厚血小板の投与はできる限り避ける．MAP・PPFを中心に投与．

　出血量は予想できない．一般的に短時間の大量出血は少なく，持続的に出血する．少なくとも，Ht 25〜30%を維持するように輸血する．阪大病院では術中TP・Albの測定はできないが，適宜，25%アルブミンも投与する．

　Volume管理はCVP（8〜10mmHg程度）を目安にコントロールする．特に大静脈クランプする場合はCVPを高めに維持する．結構な量の輸液，輸血，特にFFPが必要となる．

　(5) 循環管理

　血圧，尿量（最低1 ml/kg/hr以上）を維持するため，ドパミン3〜5μg/kg/minを適宜投与．

　また，肝不全末期の患者で，SVRが低下してHyperdynamic Stateになっている場合は，ノルエピネフリンを投与したほうが肝移植後の管理がしやすい．PGE_1は，再灌流後より0.01μg/kg/min程度投与開始する．

　肝摘出時IVCクランプすることがあり，循環動態の変化に注意（血圧低下時は，まず容量負荷する）．

　門脈・肝動脈のデクランプ時，血圧低下に注意．一般的に10〜20mmHg低下するくらい．まずは輸血で対処する．低血圧が続く場合は，積極的カテコールアミンのサポートが必要でエピネフリンをivショットする場合もある（1 A/20mlを0.5〜1.0ml）．Post reperfusion syndromeは，移植肝を門脈解除前に4℃PPFで保存液を洗い流すため，重篤な症状（心停止）は少ない．

(6) 凝固系の管理

血液凝固系のモニターは，Coag check plus（MEが管理）でPT，aPTTを，ヘモクロンでACTを測定する．肝臓摘出前は，止血能を維持するために積極的にFFP，PCなどを投与するが，再灌流後から動脈血栓予防にPT 20secあるいはACT 150〜200secを目標に，適宜ヘパリンを投与する（15〜20単位/kg投与）．

(7) 体温管理

術野からの放熱や出血のため，体温は低下するので，四肢を保温する．上肢と下肢にベアハッガーを装着しておく．特に再灌流により，4℃PPFが体循環に入るために0.5〜1℃低下するので，再灌流前は最低36℃台を保持しておく．また，静脈バイパスを行うと回路に熱交換器がないため急速に体温が低下する．体温低下は凝固能低下を招く．

(8) 免疫抑制

ソルメドロールを再灌流後に1,000mg(iv)投与（外科から指示ありますが，put in後です）．タクロリムスは術中投与しない．

(9) 抗生剤・ガスター

外科側からの要請に従う（フルマリン® 1gを8時間毎に投与）．

(10) 術　後

抜管の必要はなく，挿管のままでICUに収容する．

3．腎移植の麻酔

1）ドナーの麻酔

Donor nephrectomyのポイントは，出来るだけ良い条件で移植腎を摘出することである．そのため，麻酔＋手術により腎臓に加わるストレスを最小限に抑え，適正な腎血流を維持しなければならない．術中，十分な尿量を維持することに努めるが，尿量を確保することだけが目標ではない．

(1) 術前評価

ドナーの全身状態は一般に良好であると考えられる．通常の術前評価でよいが，近年，生体腎移植ドナーの年齢は高齢化しており，油断はできない．

特に重要な点は，ドナーの通常血圧を把握しておくことである．この情報は，Recipientを担当する麻酔科医にとっても，腎血流再開後の血圧管理を行ううえで必須である．

(2) 前 投 薬

ドナーの前投薬は通常のそれに準じる．しかし，術前脱水を防ぐ目的から，ドナーに対し手術前夜から輸液が開始される．その場合輸液ルートを有する患者に，IMの前投薬を行うことには抵抗があるため，前投薬を省いても構わない．アトロピンは手術室入室後0.5A静注でよい．

(3) 麻酔導入

通常の腎摘の麻酔と同じで，硬膜外チューブを留置後サイアミラールまたはプロポフォールで導入．

(4) 麻酔維持

GOI-フェンタニル＋硬膜外麻酔で維持．プロポフォールを用いた静脈麻酔での維持も可．通常，出血量は多くなく，健康な人なのでA-lineはとらない．

術中管理のポイントは，良好な腎血流を維持することである．そのためには，適切な麻酔深度を維持し浅麻酔に起因するストレスを防ぐ一方，十分なhydrationで循環血液量を保ち，血圧とCardiac Outputを適正に維持しなければならない．硬膜外麻酔はこの目的にかなう良い方法であるが，交感神経ブロック・venous return減少に伴う低血圧に注意．十分な容量負荷にもかかわらず低血圧が遷延する場合には，エチレフリン投与を行い血圧の維持を図る．効果が不十分であればメトキサミンの投与を行う．この麻酔では中枢ルートはとらないので，末梢から使えるカテコールアミンは原則ドブタミンしかない（ドパミンを末梢ルートから投与してもそれほど問題が生じないと考えられるが，原則中枢投与なので薦められない）．エチレフリン，メトキサミンの投与を繰り返すようであればドブタミン持

続投与を始める（3〜5γ）．

(5) レシピエント担当の麻酔科医との連携

腎動脈にクランプがかかった時刻（warm ischemiaの始まり），そしてその時の血圧を記録し，レシピエントを担当する麻酔科医に伝える．その状態での尿量の出具合も重要な情報である．レシピエントを担当する麻酔科医はその血圧が管理の目標となる．さらに腎摘出に至る過程で，問題となる点（予期せぬ出血，血圧低下，尿流出不良など）があればその旨をPHSなどで伝える．

2）腎移植レシピエントの麻酔

レシピエントに対する麻酔は，基本的には慢性腎不全患者に対する麻酔となるが，手術後半ではしかるべく機能が期待できる新たな腎臓が植え込まれる．したがって，その後は移植腎を保護するように麻酔を行う必要がある．移植腎は，血流遮断後の温阻血を経て，低温保存液で灌流され，冷阻血状態に置かれる．

したがって，レシピエントとの血管吻合が終了し血流が再開した後も，移植腎は多かれ少なかれ虚血性障害を受けた状態にあり，その機能を悪化させないように麻酔管理を行わなければならない．

また，術中より免疫抑制療法が開始されることとなるが，これに関しては，所定のプロトコールに従って免疫抑制剤を投与すればよく，個々の症例で泌尿器科の主治医に確認する．

(1) 術前評価

一般の慢性腎不全患者同様，レシピエントは合併症の宝庫と考えて，問題点を見逃さないよう評価を行う．特に，合併症の程度とそのコントロール状態について把握する．透析患者に対するチェック項目として，以下の点が重要である．

a. 腎不全の原因
- 透析歴（腹膜透析の有無，血液透析導入の時期，透析回数）．
- wet weight（透析前）と dry weight（透析後）．
- シャントの部位（シャント再建歴がある場合は，過去のシャント部位）．
- 自尿の有無と一日量．

・術前最終透析予定日．
b．腎不全に伴う合併症

高血圧，冠動脈疾患，動脈硬化，貧血，電解質異常（K，Ca），血小板機能不全，糖尿病などのチェック．

(2) 前 投 薬

通常の全身麻酔に準じる慢性腎不全患者ではしばしば胃のemptyingが障害されており，aspirationのリスクが高いのでH$_2$ blockerの使用が勧められる．高血圧に対し降圧剤を服用している場合，原則的に手術当日まで継続する（ただし，ACE阻害薬やAngiotensin受容体拮抗薬は前日まで→第3章　心臓血管外科麻酔を参照）．

(3) 麻酔導入，モニタリング

通常の麻酔と同じで，止血能などに問題がなければ硬膜外チューブを留置後サイアミラールまたはプロポフォールで導入．

モニターはA-lineと中心静脈圧を用いる．シャントのある上肢にはいかなるラインも留置しない．将来的に対側上肢にシャントの作成が必要となる可能性があるので，IV-lineは対側上肢の手背静脈か左下肢に，A-lineは左下肢にそれぞれ挿入する（橈骨動脈は将来のシャント作成に備え，無傷のまま置いておく必要がある）．右側の腸骨動静脈は，移植腎との血管吻合に際しクランプなどの操作を受けるので，右下肢へのライン留置は不適である（通常，移植腎の腎動脈は右内腸骨動脈に端端吻合，腎静脈は右外腸骨静脈に端側吻合される）．CVPは移植後の容量管理に必須．

(4) 麻 酔 維 持

酸素・笑気・イソフルレン＋フェンタニル＋硬膜外麻酔を基本とし，手術室で抜管して退室する．腸管が手術の妨げになるようであれば，笑気は止める．また，プロポフォールを用いた静脈麻酔でも構わない．セボフルランの使用は臨床的に問題ないと思われるが，低流量で使用した場合にセボフルランより生じるcompound Aの腎障害性がしばしば取り沙汰されるので，セボフルランを積極的に使用しない．筋弛緩薬にはベクロニウムを使用するが，腎不全の場合ベクロニウムへの影響は画一的でないため，筋弛緩モニター（TOF）を用いて追加投与のタイミングを決定する．

(5) 輸液管理

輸液には，K free の液剤（ソリタ T1®，生食）を使用する．

生体腎移植では腎移植後にある程度の尿量が確保できると予想され，腎臓が移植する前からある程度の輸液負荷を行う．移植腎との血管吻合が始まるまでの目安としては CVP 5〜10cmH$_2$O 程度．移植腎との静脈吻合が始まった頃より輸液負荷を増加させ，血管吻合終了，血流再開時に CVP 8〜10mmHg となるように行う．必要があれば PPF を使用してもよい．

(6) 移植腎血流再開前後の管理

血流再開時には，移植腎中の灌流液（UW solution）に含まれる K や adenosine，あるいは低温の灌流液に起因すると考えられる徐脈（心停止）が起こりうる．血流再開時は必ずスタッフを呼び，血流再開時に徐脈であれば予防目的で血流再開 1〜2 分前にアトロピン 1A を静注する．

血流再開直前に，ステロイド，フロセミド（最大量10Aまで）を静注し，マニトール（2 V）の点滴を開始する．また，ドパミン（3 μg/kg/min），PGE$_1$（0.02 μg/kg/min）を開始し，手術終了まで継続する（持続投与のまま退室）．

血流再開後は，移植腎に対する適正な灌流圧を維持するため，平均血圧がドナーのそれを下回らないよう血圧管理を行う．CVP の値が高いにもかかわらず十分な血圧が維持できないときは，ドパミンの用量を増加させ，それでも十分な血圧が得られないときはノルエピネフリンの投与を行うこともある．

血流再開後の尿量は15分ごとにチェックし，得られた尿量と同量の輸液（1 cc to 1 cc）を行う．いったん利尿が止まってしまうと，利尿を再開することがしばしば困難となり，急性腎不全に陥りやすい．したがって，利尿が不十分な場合，CVP・血圧が適正か確認し必要があれば，ただちに補正を行うとともに，利尿剤の追加投与を行い，利尿が途絶えないよう努める．フロセミドで不十分であれば，ANP（ハンプ®）を 0.05 γ で投与を開始する．

(7) 免疫抑制剤

免疫抑制剤の投与量・投与法については，泌尿器科医から指示が

ある．必要な薬剤（ステロイド，サイクロスポリン，FK506など）は泌尿器科医が持参する．サイクロスポリン投与時は，点滴ラインをアルミホイルで包み遮光する．投与開始前にもう一度投与量のダブルチェックを泌尿器科医と行う．

(8) ドナー担当の麻酔科医との連携
ドナー腎の阻血開始時刻や摘出までの術中問題点などについて，ドナー担当の麻酔科医から申し送りを受け，麻酔記録用紙に記載する．

(9) AVシャントの保護
血液透析患者にとってシャントは，まさに命をつなぐためのlife lineである．移植がうまくいけば，そのシャントも不要になるわけであるが，100%その保証はない．手術が終了したら，シャントが詰まっていたというような事態は避けなければならない．例えば，シャントのある上肢に血圧計のカフを使用してはいけないし，抑制帯などによりシャントを圧迫することも許されない．体位を取った後，シャントが保護できているかどうかを確認する．また，手術前後でシャントのthrillに触れ，術中にシャント閉塞が生じなかったことを麻酔記録に記録する．術中も定期的にthrillをチェックし記録することが望ましい．少なくとも血圧低下が生じた場合などは，必ずthrillを触れてシャント閉塞の無いことを確認し記録する．

(10) 術　　後
通常どおり手術室での抜管が可能であるが，術後ICUが確保されておれば，それにこだわる必要もない．

3) ABOメジャー不適合腎移植時の輸血について
ABOメジャー不適合腎移植を担当する場合は，手術当日の朝のカンファレンスにて"ABOメジャー不適合腎移植"であることを申し出て，当日のライター，スタッフ，担当麻酔医が情報の共有をすることが大切である．

(1) 当日の輸血に関して（表16参照）
PC（濃厚血小板），FFP（新鮮凍結血漿）は，レシピエント，ドナーの血液型にかかわらずAB型を使用する．MAP（濃厚赤血球）は，レ

表16 ABOメジャー不適合腎移植とは，以下の組み合わせをいい，またそれぞれの組み合わせの際に輸血すべき血液型を各血液製剤ごとに示す．

ドナー	レシピエント	MAP	FFP	PC
A 型	O型	O型	AB型	AB型
	B型	B型	AB型	AB型
B 型	O型	O型	AB型	AB型
	A型	A型	AB型	AB型
AB 型	O型	O型	AB型	AB型
	A型	A型	AB型	AB型
	B型	B型	AB型	AB型

シピエントと同じ血液型を用いる．

　血液製剤をオーダーする医師は，血液製剤請求時に製剤コメント欄に製剤の血液型を入力する．この場合，泌尿器科医の確認を得てダブルチェックを行う．

　担当麻酔科医は輸血実施前に，手術部看護師とともにダブルチェック後，泌尿器科医，麻酔科のスーパーバイザーと再度確認し，輸血を開始する．

4．心臓移植の麻酔

1）術前評価と準備

　患者は，拡張型心筋症などの重症の心不全であるため，左室補助人工心臓（LVAS）などの補助循環装置が装着されているかカテコールアミンが投与されているので，一般的な術前評価に加えて，これらの情報収集が必要である．また，心臓移植はすべて緊急手術で行われるため，患者が必ずしも絶飲絶食となっているとは限らないので，その点も患者本人から確認すべきである．

　心臓は移植臓器のなかで最も早急な移植が必要な臓器であり，摘出から移植までの許容時間は4時間とされる．患者の多くはLVAS装着術を受けており，癒着剥離に時間を要する可能性が高い．時間の節約のため，麻酔導入後速やかに手術を開始することが望ましい．し

たがって，麻酔導入予定時間に先立って患者を手術室に入室させ，局所麻酔下に直接動脈圧を，次に同様に左内頸静脈を穿刺し，肺動脈カテーテルおよび中心静脈圧カテーテルを挿入する．肺動脈圧カテーテルは肺動脈まで進めず上大静脈に止める．これらカテーテル留置では，感染防止のためガウンテクニックなどの清潔操作を心がける．内頸静脈穿刺にあたっては，あらかじめエコーにて内頸静脈の位置を確認しておくのがよい．右内頸静脈は術後の心筋生検のために残しておくのが原則であるが，エコー上，左内頸静脈が見つからないか狭窄しているようなケースでは，左内頸静脈にこだわらず右内頸静脈の穿刺や外頸静脈穿刺を考慮すべきである．

2）麻酔管理（表17）
（1）麻酔前投薬と麻酔導入

元来，レシピエントは重症の心不全を伴っているため，麻酔前投薬ならびに麻酔導入には慎重であらねばならない．麻酔前投薬は患者の不安を取り除く意味からは望ましいと考えられるが，そのためかえって循環動態の悪化が懸念される場合は投与を控えるべきであろう．ただし，肺移植同様に唾液分泌の抑制や胃液分泌抑制などを目的としたアトロピンやファモチジンなどのH_2ブロッカーの投与は考慮に値する．

　麻酔導入では，患者がいわゆるfull stomachであることを前提とし速やかな麻酔導入から気管内挿管を行うのが原則である．しかしながら，患者は著しい心不全状態にあるため，心抑制や著しい血管拡張作用を有する麻酔薬は導入に適さない．心抑制の少ない導入方法つまりフェンタニルなどの麻薬とジアゼパムやミダゾラムなどのベンゾジアゼピン系の鎮静薬により行うのがよい．筋弛緩薬は，パンクロニウム，ベクロニウムいずれでも構わないが，ベクロニウムはフェンタニルなどの麻薬との併用でときに心抑制を招くため，心不全が著しいと思われるケースではパンクロニウムのほうが安全であろう．患者が心不全状態であることは，麻酔導入時に麻酔効果の発現が遅れることも予想されるので，麻酔導入に通常の心臓麻酔に比べて時間を要することも想像に難くない．筋弛緩が十分に得られる

表17 心臓移植の麻酔の留意点

```
人工心肺前
  ①感染予防
    ・清潔操作下(ガウンテクニックなど)でのルート確保
    ・クリコイドプレッシャーのもとで気管内挿管
  ②右心負荷の軽減
    ・hypoxia, acidemiaおよび肺の過膨張は避ける
  ③輸血の準備
    ・ときに大量出血，急速輸血装置
人工心肺後
  ①完全房室ブロック
    ・ペーシング(VVI, DDD)，イソプロテレノール
  ②肺動脈圧測定
    ・肺動脈カテーテル，術野からの直接穿刺
  ③循環補助と右心系に対する後負荷軽減
    ・カテコールアミン(ドブタミン，エピネフリン)
    ・血管拡張薬(ニトログリセリン，PGE₁，NO)
    ・ホスホジエステラーゼⅢ阻害薬(ミルリノン，オルプリノン)
  ④除神経心
    ・心拍出量が前負荷に依存
    ・Hypovolemiaを避ける
    ・薬理作用が変わる薬剤がある(表17参照)
```

までクリコイドプレッシャーを行いつつマスク換気を行うが，気道内圧を必要以上に上げる必要はなく，肺の過膨張を避け，胃へ空気が入らないよう慎重に行う．気管内挿管にあたっては，いつも以上に慎重であるべきで，食道挿管は是が非でも避けたい．

(2) 移植前(人工心肺導入まで)の管理

麻酔維持は重症心不全の麻酔管理に準ずる．フェンタニルとベンゾジアゼピン系の鎮静薬を基本とし，循環動態の変化に応じて随時揮発性麻酔薬を加える．プロポフォールも特に問題はない．術中のモニターとしては観血的動脈圧や中心静脈圧に加え，経食道エコーが必須である．心臓移植の適応となる患者の心機能の低下は，左心系に限らず右心系においても同様である．多くの場合はLVASを装着されており，左心系については比較的心拍出量は保持されている．しかし，右心不全に伴い左心系に十分な前負荷が得られなければLVAS

も十分機能しない．麻酔維持にあたっては，肺血管抵抗の上昇を抑制し，右心系への後負荷を軽減する麻酔管理が要求される．例えばhypoxia，acidemia，人工呼吸による肺の過膨張は避けるべきであり，亜酸化窒素の使用も好ましくない．体血圧が維持されるのであればニトログリセンリンやプロスタグランディンE_1などの血管拡張薬や一酸化窒素(NO)の吸入も考慮に値する．LVASを装着されている患者では，癒着剥離に伴いかなりの出血があることも予想される．急速輸血装置の準備を行い，輸血にあたっては白血球除去フィルターを用いる．

(3) 移植後の管理

移植心は移植直後は伝導系の回復が十分でなく，完全房室ブロックはよく見られる．移植心の心拍再開を待ってイソプロテレノールの持続投与とともに電気的ペーシング(VVIまたはDDDペーシング)を開始する．レシピエントは長期の心不全状態にあるため，肺動脈圧が上昇，それに伴う肺動脈に器質的変化が生じている可能性がある．肺血管抵抗の上昇は移植心の右心不全を招く危険があるため，人工心肺からの離脱に際しては肺動脈圧の測定が欠かせない．上大静脈の脱血管が抜去されたら，速やかに肺動脈カテーテルを肺動脈まで進める．肺動脈カテーテルがうまく進まないときは術野から肺動脈を直接穿刺してもらい圧測定をする．同時に経食道エコーによる右心機能の評価を行う．人工心肺離脱時は通常，カテコラミンなどの循環作動薬が必要とされているが，特に右心補助の観点から薬剤を選択するのが重要である．カテコラミンでは肺血管に対する作用の少ないドブタミンがドパミンより好ましい．また，イソプロテレノールも肺血管拡張作用を有するため，その点でもいい適応であろう．十分な血圧や心拍出量が得られなければ，エピネフリンの投与を躊躇なく行う．ただし，常に不整脈の発生には注意し，リドカインなどの抗不整脈剤で積極的に対処すべきである．カテコラミンではないが，ミルリノンやオルプリノンなどのホスホジエステラーゼIII阻害薬も有用と考えられる．血管拡張薬としてはニトログリセリンやプロスタグランジンE_1が用いられる[2]．また，肺血管を選択的に拡張する一酸化窒素も，レシピエントに肺高血圧がある場合は考

表18 除神経心における循環作動薬の薬理作用の変化

薬　剤	変化しない作用	減弱，消失する作用
カテコールアミン 　ドーパミン 　ドブタミン 　エピネフリン 　ノルエピネフリン 　イソプロテレノール	心臓，血管αおよびβ 受容体への直接作用	交感神経終末から心臓へのNE遊離 交感神経終末から心臓へのNE遊離
他の循環作動薬 　エフェドリン 　フェニレフリン 　メトキサミン 　アトロピン 　パンクロニウム 　ネオスチグミン 　ニトロプルシッド 　などの血管拡張薬	心臓，血管β受容体への作用 心臓，血管α受容体への作用 血圧低下作用	交感神経終末から心臓へのNE遊離 vagal reflexによる徐脈 心臓でのムスカリニック受容体 阻害による頻脈 心臓でのムスカリン作用による徐脈 血圧低下に伴う反射性頻脈

NE：ノルエピネフリン

慮されるべきであろう．

　移植された心臓は，いわゆる神経性コントロールを受けないため，その循環動態は前負荷に大きく依存するとされている．したがって，心移植の麻酔ではhypovolemiaは避けなければならない．また，移植心は神経性コントロールを受けない，いわゆる除神経心であり，カテコールアミンなどの直接心臓および血管に作用する薬物の反応性は保たれるが，アトロピン，ネオスチグミンなどの間接的な循環作用は失われる(表18)．除神経心に循環作動薬の使用に際しては，その作用機序を理解したうえで使用する必要がある．循環動態の安定と止血が十分行われていることを確認して，通常どおりプロタミンでヘパリンを拮抗し，循環動態が改善されればカテコールアミンを減量しつつICUに収容する．なお，人工心肺離脱後の尿量を維持するにあたっては，心房性利尿ペプチドの持続投与が有効である[3]．

(4) 術後管理

　術後管理は通常の心臓外科手術に準じるが，心臓移植後の急性期

に見られる合併症としては急性拒絶反応，心不全，不整脈，腎不全などがあげられる．急性拒絶反応にはまれであるが，ときには補助循環が必要となる重症例があることを覚えておくべきであり，急性心不全を含めて補助循環の導入は速やかかつ躊躇なく行うべきである．不整脈と腎不全はよく見られる合併症であり，術後数日間は注意深い観察が要求される．

参考文献
1) 高階雅紀：生体部分肺移植手術の麻酔管理．日臨麻会誌 21：187-191，2001．
2) 松田陽一，林　行雄，今井麻紀子ほか：心臓移植手術の麻酔経験．麻酔 49：620-625，2000．
3) 大西佳彦：心臓移植レシピエントの麻酔．日臨麻会誌 21：296-299，2001．

| 付録 | **山中寬男の大阪大学麻酔科
ローテーション・スターターマニュアル** |

　大阪大学病院で麻酔科ローテートをする方へのマニュアルです．一部に大阪大学病院特有のシステムなどがあることをご容赦ください．

準備と片づけについて

AM　6：45　術中情報センター前にて

A君　「おはようございます．今日から3ヵ月間麻酔科で研修するAといいます．よろしくおねがいします．」
先輩　「うん．こちらこそよろしく．最初はたくさん覚えることがあって大変だと思うけど頑張ってね．」
A君　「はい．でも麻酔科の先生っていつもこんなに早くから働いてるんですか？」
先輩　「そうだね．麻酔科カンファレンスが7時45分に始まるからね．それまでにはオペ室で麻酔の準備をしないといけないんだよ．」
A君　「麻酔の準備ってどうするんですか？」
先輩　「ほら，廊下にたくさん麻酔カートが並んでるよね．これら一つ一つにその日の手術の予定が書かれたシールが張ってある．自分の担当症例のカートを見つけて，まずはこれをオペ室に運ぶんだよ．」
A君　「なるほど．これはいつから準備されてるんですか？」
先輩　「前日の夕方にはだいたい揃ってるね．ただし，午後からの症例だと，ないこともあるよ．」

AM 7：00　オペ室にて

先輩　「では麻酔の準備を始めよう．まずカートの上にある大きなトレーは看護師さんのものだから，看護師さんが使う棚の上に置く．次に麻酔カートを麻酔器の後ろの壁まで運んで固定する．」
A君　「さっそく麻酔カートを開けるわけですね．」
先輩　「その前にしておかないといけないことがあるよ．**麻酔器の電源コード，余剰ガス回収パイプ，吸引パイプ（麻酔科用），酸素・笑気・空気の供給パイプ**をそれぞれ繋ぐんだ．これらを繋がないと肝心の麻酔器が機能しないからね．」
A君　「余剰ガス回収パイプって何ですか？」
先輩　「麻酔回路の中を循環する気体を常時排出するためのものだよ．まぁ酸素，空気，笑気，揮発性麻酔薬の混合気体だね．流量を 10 l/min にしておくことも忘れないように．」
A君　「なんだかよくわからないけど，要するにこれらを繋げばいいんですね．」
先輩　「そうだ．気をつけることは，麻酔器の電源コードは必ず赤いコンセント（CVCF＋アイソレーション）に繋ぐこと．このコンセントは停電などのトラブルに最も強いからね．麻酔器の電源コードは引っ張りすぎて宙に浮いたりするような場合は，テーブルタップなどを使って延長すること．足を引っかけて電源が落ちたりしたら大変だ．ただし，テーブルタップはタコ足にしないように．これもトラブルのもとだからね．」
A君　「わかりました．」
先輩　「あと気をつけてほしいことは，オペ室によって麻酔器の種類が違うことだ．種類によってはベンチレーターの電源を別個に入れないといけないものもある．」
A君　「え！？　部屋ごとに全部違うんですか？」
先輩　「いやいや，せいぜい 4，5 種類だよ．最初はそれでも大変だと思うけどね．」

準備と片づけについて

A君　「そうですねぇ・・・．」
先輩　「さて，これらを繋いでから**麻酔器の電源**を入れる．ここの麻酔器はレスピレーターも同時に電源が入るよ．レスピレーターも一応おおまかに設定しておく．大人の場合の目安は $\{VT：10ml/kg，RR：10/min，I：E比は1：2\}$ だ．たまに前日の症例で子供用の設定が残ってる場合がある．このときはまったく違う値になってることがあるから注意が必要だ．あとPEEPをかけたまま残っていることもある．これもゼロに戻しておこう．次に**モニターの電源**を入れる．スタンバイの文字が出るから，どれでも好きなボタンを押すとモニターが作動するよ．」
A君　「はい．」
先輩　「次に麻酔器のソーダライムをチェックする．ソーダライムというのは，回路内の二酸化炭素を吸収させるためのものなんだ．二酸化炭素は当然，患者さんの呼気ガス中に含まれるものだね．」
A君　「チェックというのは具体的にどうすればいいんでしょう？」
先輩　「ソーダライムは，これ以上二酸化炭素を吸収できなくなる限界が近くなると，白から紫に変色してくる．少しでも紫色になってきてたら新しいソーダライムと交換しよう．ソーダライムの容器を麻酔器から外して旧機材室に持っていくんだ．入って右側にソーダライムの貯蔵タンクがあるから，古いソーダライムはその下のゴミ箱に捨てて，新しいのを補充する．」
A君　「わかりました．」
先輩　「次は麻酔カートを開ける．準備し忘れないように下の棚から順番に開けていくといいかもしれない．まずは**マスク**，**Lコネ**，**人工鼻**を取り出してその順番に接続する．人工鼻にはカプノメーターのチューブをつける．」
A君　「カプノメーターのチューブってどこにあるんですか？」
先輩　「モニターのすぐ下に白い機械があるだろう．そこから出ているのがカプノメーターのチューブだ．」

A君　「人工鼻のキャップを外して，このチューブをねじ込めばいいんですね？」
先輩　「最初にキャップが付けられているところに繋がないようにね．こっちには穴があいてないから．そして**リザーバーバッグ**，**蛇管**，**吸引管**を麻酔器に接続する．」
A君　「蛇管って左右の区別はないんですか？」
先輩　「ないよ．呼気側，吸気側はどちらでもいい．それが終わったら麻酔薬の補充だ．ふつうセボフルレン，イソフルレンどちらかしか使わないが，両方補充しておいたほうが無難だろうね．」
A君　「麻酔薬のビンは一番下の棚に入ってたんですけど，どうやって補充したらいいのかさっぱり分かりません．」
先輩　「補充の仕方は麻酔器に書いてあるよ．ただし，それぞれの麻酔薬に専用のコネクターが必要だ．すべての部屋にあるとは限らないから，他のオペ室まで探しにいかないといけないことも多いんだ．MEさんに言えば新しいのを出してくれるんだけどね．ちなみにセボフルレンは黄色，イソフルレンは紫色のコネクターだからすぐに分かるよ．」
A君　「わかりました．」
先輩　「ビンを開けたらすぐにコネクターに繋ぐようにね．揮発性だからふたを開けたままにしておくとどんどん気化してしまうからね．なにより体に悪そうだし．」
A君　「気をつけます．」
先輩　「麻酔薬の補充も終わった．では一つ上の棚に移るよ．この棚で必要なものは**マーゲンチューブ**くらいかな．普通の大人の場合は18Fr（フレンチ）の一番太いやつで構わない．大抵は麻酔導入が終わってから挿入することになる．だから最初から開けて準備する必要は必ずしもないかもしれないね．」
A君　「Frってなんですか？」
先輩　「チューブの太さを表す単位だよ．この数を3で割った値がmmになる．つまり18Frは6 mmということだね．」
A君　「なるほど．」

先輩　「開封して準備しておく場合でも，先のところにキシロカインゼリーをつけておくくらいのものだよ．ちなみにキシロカインゼリーは一番上の棚にある．」
A君　「はい．」
先輩　「あと，この棚には数枚の書類が入っている．ここのインシデント調査用紙・請求伝票・嗄声調査用紙に，麻酔カートの上に載っている症例シールを貼っておく．」
A君　「はい．」
先輩　「あと余ったシールはカートの一番上の棚に入っているマスキュラックス使用記録用紙にも貼っておくと便利だ．では次の棚に移ろう．ここから**挿管チューブ**，**スタイレット**，**喉頭鏡のハンドル**，**ブレード**，**バイトブロック**，**10ccのカフ注射器**，**キシロカインスプレー**を取り出す．」
A君　「随分いろいろありますね．挿管チューブはいくつかありますけど，どれにしたらいいんですか？」
先輩　「大抵は成人男性8mm，成人女性7.5mmが目安だ．厳密には胸部レントゲン写真での気管径，患者さんの見た感じで決まるので，開けて準備するのはよくないとするスタッフの先生もまれにおられる．」
A君　「じゃあ患者さんが入室するまではどれを使うかわからないということですか？」
先輩　「そういうことになってしまうんだが，いざ入室してからは何かと忙しいから，それから準備するようなヒマは到底ない．だから前もって開けて準備しておくほうが無難なような気はするね．」
A君　「先輩ももう開けてますしね（笑）」
先輩　「うん（笑）．まずは先端のカフがちゃんと膨らむかどうか確認しないといけない．カフ注射器で一応膨らませてみて，破れたりしてないかをチェックしたら，またエアーを抜いておく．次にスタイレットを袋から出して，キシロカインスプレーを吹き付ける．そして，挿管チューブのカーブに沿ってスタイレットを曲げる．そして，チューブの中に通す．」

A君　「こうですか？」
先輩　「おや，スタイレットがチューブの先端から飛び出してるね．このまま挿管したら気管を突き破ってしまうかもしれない．」
A君　「お，脅かさないでくださいよ．じゃあどうしたらいいんですか？」
先輩　「スタイレットの柄の部分の曲がりを調節したらいいんだよ．あまり短くしすぎてもスタイレットの意味がなくなるから注意してね．それができたらチューブの先端にキシロカインゼリーをつける．」
A君　「なるほど．これも慣れないうちはなかなか大変ですね．」
先輩　「次にブレードも袋から出して，ハンドルと接続する．ブレードを直角にカチッと音がするまで曲げたら光源が点灯する．これで声門のあたりを照らすわけだから，ちゃんと光源がつくかどうかを確認しないといけない．」
A君　「分かりました．」
先輩　「挿管の時に必要なのは，この**喉頭鏡・挿管チューブ・カフ注射器**の3点だ．」
A君　「カフ注射器ってこのシリンジのことですか？」
先輩　「そう．ラリンジアルマスク用に20 ccのシリンジもあるけど，普通の挿管チューブにはこの10 ccのシリンジを使う．これで挿管チューブ先端のカフを膨らませるんだよ．」
A君　「なるほど．この3点を麻酔器の台に置いておけばいいんですね．」
先輩　「あと**バイトブロック**もね．さあ，では次だ．ベッドの横に支柱台があるだろう．ここにいろいろ麻酔科で必要なものを置いておくトレーを準備する．」
A君　「はぁ．この金属の金枠ですか？」
先輩　「そう．トレーは麻酔カートの上にある．そこに入れるものは，まず**アルコール綿数個・メパッチ**．これは麻酔カートの上にある．それから**心電図シール5，6個・ガーゼ・覆布鉗子2個**．これらは下から3番目の棚に入ってる．その一つ上の棚から**シルクテープ・3Mテープ**を一つずつ置いておくと

便利かもしれない.」
A君　「メパッチって何ですか？」
先輩　「麻酔中閉眼させておくためのシールだよ．アルコール綿，ガーゼに関しては大して意味はない．ただあったら便利なこともある，という程度だ.」
A君　「分かりました.」
先輩　「心電図のシールは通常5つ使用する．麻酔中にモニターする心電図の誘導はIIとV_5だからね．6つというのは，剥がれたりしたときの予備だからあまり気にしなくていい．肝心なのは最低5つ必要だということだ.」
A君　「心電図の誘導はなぜIIとV_5なんですか？」
先輩　「右冠動脈（RCA），左前下行枝（LAD）のいずれかで虚血性変化が生じたときに，検出率が最も高いのがこの2つの誘導の組み合わせだということが，MillerのAnesthesiaという麻酔科で最高の教科書に書いてあるんだ.」
A君　「なるほど.」
先輩　「トレーの中身が準備できたら支柱台のところに置いておく．さていよいよ薬の準備にはいろうか.」
A君　「やっと一番上の棚まで来ましたね.」
先輩　「今日はもっとも普通の麻酔導入だからちょうどよかった．麻酔導入に必要な薬は通常3つ．**イソゾールまたはデイプリバン・フェンタネスト・マスキュラックス**だ．ここで一番大事なことは，シリンジに薬剤をひく前にその薬剤名と組成（濃度）を必ずシリンジに書いておくこと．大抵の薬についてはシールが用意されているから，そこからちぎって貼っておくといい.」
A君　「ひいてから貼ったんじゃ駄目なんですか？」
先輩　「それでもよさそうなもんだが，薬をひき終わってシールを貼るまでの間に何か用事ができて，その場を離れることも十分考えられる．そうなったら困るだろう？」
A君　「他の人が見ても分からないですしね．よく考えたらとても危険ですね.」

先輩　「うん．逆に言うとシールの貼られていないシリンジには何が入ってるかわからないから絶対に使わないようにね．このことはよく覚えておいてくれ．麻酔中のすごく忙しいときなどでは致命的なミスを誘発しかねないからね．」
A君　「わかりました．」
先輩　「ではシリンジへのひき方だ．まず，イソゾールは棚の右下に2つのアンプルに分かれて入っている．20 ccのシリンジに注射用水をまずひいて，それから粉末の入ったアンプルを溶かして，すべてシリンジにひく．このアンプルは，特に手を切りやすいから注意したほうがいい．慣れないうちは，手袋をしてからやったほうがいいだろう．あと，薬をひくときは，なるべくプラスチックカニューラ（ピンク色）を使うように．これが一番多くカートの中に準備されているからね．」
A君　「はい．」
先輩　「それと**デイプリバン**を導入で使うときは，**デイプリバン** 20 mlに静注用キシロカイン2 mlを加えておく．こうすると，**デイプリバンを静注したときの血管痛が和らぐんだ．**」
A君　「イソゾールとデイプリバンとどちらを主に使うんですか？」
先輩　「どちらでもいいけど．ただし，喘息患者ではイソゾールはだめ．リスクのない症例ではスタッフの好みがあるからね．特に月曜日ライターの林先生のときは絶対デイプリバン．」
A君　「分かりました．」
先輩　「次にマスキュラックス．10 ccのシリンジでまず生食10 ccをひいて，マスキュラックスのバイアルに注入して溶かしてからひく．フェンタネストは麻薬だから，情報センターの金庫に厳重に管理されているのでここにはない．あとで取りに行かないといけないんだ．とりあえず2.5 ccのシリンジだけ用意しておく．」
A君　「なんか覚えることが多すぎて，だんだん頭が痛くなってきました．」
先輩　「麻酔導入だけなら，とりあえずこの3種類の薬で足りる．準備はもうあと少しだ．次に**メキサン・エホチール・硫酸アト**

ロピン・ワゴスチグミンを用意する．ワゴスチグミンについては麻酔から醒ましたときに必要なものだから，とりあえずシリンジだけ用意しておけばいいだろう．メキサンとエホチールは，10 ccのシリンジに9 ccだけ生食をひいてからメキサンの1 ccアンプルをひく．この順番のほうが正確な濃度の薬液を作ることができる．」

A君 「？」

先輩 「9 ccの生食を一度で正確にひくのは難しい．先にメキサンやエホチールをひいてしまうと，9 cc以上の生食をひいてしまった場合もう調節できなくなってしまうからね．大抵の研修医はこの順番で作っているはずだ．」

A君 「言われてみたらその通りですね．」

先輩 「硫酸アトロピンは2.5 ccのシリンジに2アンプルひくだけだ．さぁこれで薬の準備もできたね．次に**サクションカテーテル**をすぐ取れるところに置いておこう．麻酔カートの右のポケットに入っている．とりあえず12Frと14Frのカテーテルを出しておく．」

A君 「12Frと14Frっていうのは意味があるんですか？」

先輩 「気管内や口腔内を吸引するのに使うんだけど，口腔内を吸引したカテーテルは気管内吸引には使えないよね．そういう意味で2本あったほうがいい．口腔内はできるだけ太いカテーテル（14Fr）がよさそうだし，挿管チューブもたいていは14Frが入るから14Fr2本でもまったく構わないと思うよ．この辺は人によって違うかもしれない．」

A君 「なるほど．自分でやってみないと，そのあたりはよく分からないんでしょうね．」

先輩 「まぁあまり気にしなくていいことだと思うよ．要はすぐに吸引できるようにしておくことが大事なんだからね．さて，最後に麻酔器の**リークテスト**を行う．」

A君 「リークテストってなんですか？」

先輩 「挿管したあと挿管チューブと麻酔器を繋ぐよね．正確には，患者さん側から挿管チューブ・Lコネ・人工鼻・蛇管・麻酔

器の順に接続されている．人工鼻のところにはカプノメーターのチューブが付いていて，モニターのガス分析装置に繋がっている．そして，麻酔器にはリザーバーバッグが付いている．ポップオフバルブの開閉によって，麻酔器は閉鎖回路にも半閉鎖回路にもなるわけだ．」
A君　「？？」
先輩　「詳しいことは本を読んでくれ．大事なことは閉鎖回路にしているのにリークがあったら困るということなんだ．ポップオフバルブを完全に閉じた状態で，Lコネのところを手のひらに押しつけたりして完全に塞ぐ．これで一応閉鎖回路ができたわけだ．そこで酸素を何l/minか流す．そしたらどうなる？」
A君　「逃げ場がない気体は，リザーバーバッグにたまって膨らんでいきますね．」
先輩　「回路内圧も上がっていく．30cmH$_2$O まで上がったところで酸素を止める．そこで30秒ほど待って 5 cmH$_2$O 以上回路内圧が下がらなければOKだ．それ以上下がるようだと，回路内のどこかから無視できない量のリークが存在している可能性がある．まず考えられるのは，各部位がきっちり接続されていないこと．あとは蛇管が破れていることが多い．あとリザーバーバッグの尻尾のところのゴム栓が抜けてる，なんてこともある．」
A君　「へぇ．」
先輩　「さて．これで準備はほとんどできた．あとは点滴セットを作らないといけない．朝一の手術では病棟から点滴は取らずに来る慣例になっている．午後からのオペだと，通常は病棟で取ってくるから準備の必要はないよ．まぁ主治医に前もって確認しておくのが理想的だろうね．」
A君　「なるほど．」
先輩　「まずは患者さんに点滴を取るときに必要なセットをこのビニールパックに入れておく．患者さんが入室したらすぐに取れるようにね．パックに入れておくのは，まずはインサイト18Gを2本くらいでいいだろう．これはカートの上から3段

■基本薬剤リスト■

イソゾール	20ccシリンジ	25mg/ml
デイプリバン	20ccシリンジにひいて静注用キシロカイン2mlを加えておく	
マスキュラックス	10ccシリンジ	1mg/ml
フェンタネスト	2.5ccシリンジ	50μg/ml
メキサン	10ccシリンジ	1mg/ml
エホチール	10ccシリンジ	1mg/ml
硫酸アトロピン	2.5ccシリンジ	0.5mg/ml
ワゴスチグミン	5ccシリンジ	0.5mg/ml

※ 付録＜硬膜外麻酔の時に必要なものおよび薬剤＞
硬膜外麻酔セット（カートの右横のポケットに入ってます）
・20ccの生食（ふたを開けてはいけません）
・1％キシロカイン（同上）
・シルキーポア（カートの下から3段目）
・局麻用2％キシロカイン　10ccシリンジにひく
・cold test用の凍らせた生食（冷凍庫に入っていることを確認しておくだけでよい）
・塩酸モルヒネ用の10ccシリンジ　投与するときは9ccの生食で1mg/mlに希釈

　　　目の右側にあるよ．あと駆血帯，ガーゼ，アルコール綿，1ccのシリンジにひいた1％キシロカインだ．1ccのシリンジには27G針を付ける．駆血帯は下から3番目の棚の左奥にあるぞ．」

A君　「このパックは，麻酔カートの上にでも置いておけばいいですか？」

先輩　「そうだね．すぐ取れるところならどこでもいいよ．さて，次に輸液セットだが，必要なのはヴィーンF・JMS輸液セット（緑の大人用）・緑の3活2つ・太い延長チューブ（ETP2；500mm）2本だ．これらをこの順番に繋いだらエアー抜きをして支柱台に吊るせば完成だ．ヴィーンF以外は麻酔カートの上から3番目にある．」

A君　「延長チューブは3種類ありますね．」

先輩　「そう，細い延長チューブ（ETP1）は500mmと1,000mmが

■麻酔方法のバリエーション■

GOS-fenta	笑気・酸素・セボフルレン・フェンタネスト
GOI-fenta	笑気・酸素・イソフルレン・フェンタネスト
OA-propofol-fenta	酸素・空気・プロポフォール・フェンタネスト
NLA	向精神薬（ドルミカム or セルシン）・フェンタネスト
GOS-fenta-epi	笑気・酸素・セボフルレン・フェンタネスト・硬膜外麻酔

　　ある．太い延長チューブ（ETP 2）は500mmの1種類しかない．おっと，そろそろカンファが始まる時間だ．ではカンファ室に行こう．」

AM　8：05　カンファ室の外にて

A君　「カンファレンス終わりましたね．」
先輩　「大体どんな感じか分かっただろう？」
A君　「はい．なんとなく．でも思ったよりも一つ一つが早いですね．」
先輩　「それでなくても症例が多いからね．それぞれ時間をかけてたら到底30分で終わらない．」
A君　「そうですね．」
先輩　「必ず言わないといけないことは，**名前・年齢・性別・身長・体重・病名・術式**．あとは麻酔上の問題点を簡潔に言う．特になければ最後に**麻酔方法**を言ったら終わりだ．」
A君　「GOSフェンタっていう人がほとんどでしたね．あれはどういう意味ですか？」
先輩　「Gは笑気ガスのGだ．Oは酸素．Sはセボフルレン．つまり笑気と酸素とセボフルレンを混ぜた気体とフェンタネストを使って麻酔しますよ，という意味だ．セボフルレンではなくイソフルレンを使うのならGOIフェンタになるわけだ．」
A君　「なるほど．」
先輩　「では術中情報センターに行こう．フェンタネストをスタッフの先生からもらわないといけないからね．」

AM 8：10 術中情報センターにて

A君　「みんな並んでますね．」
先輩　「スタッフが金庫から麻薬を出してくれるから，それをここで受け取るんだよ．ちなみに金庫は8時15分には閉めてしまうから，どこかで油を売ってるとえらいことになるよ．**フェンタネスト**，**モルヒネ**，**レペタン**，**向精神薬セット**はここでもらうんだ．」
A君　「え？フェンタネストだけじゃないんですか？」
先輩　「普通の全身麻酔のときはフェンタネストだけでいいんだけど，硬膜外麻酔を併用するときにはモルヒネやレペタン，ヘルツの麻酔のときは向精神薬セットが必要だ．」
A君　「ヘルツってなんですか？」
先輩　「心臓，つまり心臓手術の麻酔のことだよ．ちなみにルンゲといえば呼吸器外科だ．」
A君　「なるほど．」
先輩　「受け取るときには，麻薬を使用する**オペ室**と**自分の名前**をスタッフの先生に言わなくてはならない．とにかく麻薬の管理は厳しいんだ．**使ったアンプルも絶対に捨てないようにね．**」
A君　「分かりました．ところでみんな赤い紙をもってますね．あれは何ですか？」
先輩　「あれは麻薬を返却するときに必要な書類だよ．この麻薬処方箋は6枚綴りになってるから，それをまとめて取ってビニール袋と一緒にホッチキスでとめる．このビニール袋の中に使用した麻薬の空アンプルとシリンジの残液を入れて，手術の後にスタッフの先生に返却しないといけないんだよ．麻薬処方箋の書き方は後で説明しよう．では麻薬ももらったしオペ室に行こう．」

PM 5：30　機材室前にて

A君　「やっと終わりましたね．」
先輩　「実際の麻酔の流れは見ててだいたい分かったかな？」
A君　「う～ん・・・．これを1ヵ月後に一人で全部できるようになりますかね？」
先輩　「この1ヵ月ちゃんとやれば大丈夫だよ．さて，あとは片付けだけど，基本的にゴミ箱に捨てられるものは自分たちで片付けること．ちなみに人工鼻はディスポだから捨てていいよ．**Lコネは捨てないようにね**．バイトブロックは，抜管のときに挿管チューブと一緒に捨ててしまう人がたまにいるから気をつけて．」
A君　「はい．」
先輩　「麻酔カートに荷物を全部積んで，この機材室の前の棚まで運んでくる．蛇管，マスク，リザーバーバッグ，Lコネ，喉頭鏡，スタイレット，バイトブロックを棚に書いてある場所通りに置く．使ったアンプル，シリンジ，針などはメスキュード缶に捨てる．セボフルレンやブミネートなどの空ビンはビン専用のゴミ箱に捨てる．くれぐれも普通のゴミ箱に捨てないように．」
A君　「聴診器はどうしたらいいんですか？」
先輩　「それはカートの上に置いておけばいいよ．係の人が片付けてくれるからね．あとは持ってきて使わなかったものは当然，元あった場所に戻す．それでマスキュラックスだけはバイアルはもちろん，残ったシリンジの残液も捨てずに麻酔カートの一番上の棚に入れておく．その棚に入っている書類にもちゃんと使用量を書かないといけない．これは薬剤部で管理されているからね．」
A君　「使用量，残量を書けばいいわけですね．」
先輩　「そうだ．カートに鍵をかけておくことも忘れずにね．中にマスキュラックスなど入ってることがあるし，盗られたら大変

だ．さて，あとは麻薬の返却，書類の提出をすれば終わりだ．術中情報センターに行こう．」
A君　「はい．」

PM　5：35　術中情報センターにて

先輩　「麻薬処方箋の書き方は情報センターの白板にかいてあるのでそれを参考にしてくれ．それが書けたらスタッフに返却する．次に術前表，麻酔チャートをスキャナーに通す．文書名は必要ないのでEnterキーでパスして，文書番号に西暦＋麻酔番号を入れる．例えば「20033149」だね．それができたら記録実行を押してスキャンする．」
A君　「はい．」
先輩　「つぎに麻酔チャートに今日の麻酔ライターのサインをもらう．つぎに術前表，麻酔チャート，インシデント調査用紙を3つ組みにしてコピー機の横の棚に入れる．請求伝票はその横のかごに入れる．あとはパソコンのオーダリングシステムで麻酔の実施入力をして，最後に麻酔台帳の自分の麻酔番号のところに記入したら終了だ．嗄声調査用紙は，術後回診のときに自分で記入しないといけないので，提出せずに持っておく．」
A君　「麻酔番号というのは？」
先輩　「オーダリングシステムで麻酔実施入力をするときに取得するものだよ．すべての麻酔症例に対する1年間での通し番号になっている．さぁ，これで全部終わったよ．お疲れさま．」
A君　「お疲れさまでした．」
先輩　「では，あさっての症例の術前回診に行こうか．」
A君　「はい．」

知っておくと便利な知識

◆◆◆ガンマ（μg/kg/min）の計算方法について

体重や薬の濃度に応じて，ややこしい計算が必要と思われているガンマだが，実はたいしたことはない．

まず，体重 50kg　投与レート 3.0ml/hr に固定してしまう．大抵の薬はそのレートで投与すればいいように，あらかじめ濃度が希釈されている．

そこさえ固定してしまえば，Xmg/mlの薬を使えば必ずXμg/kg/minになるのである．

たとえば，カタボンは3 mg/mlだが，50kgの人に3.0ml/hrで投与すれば，すなわち
　　3 μg/kg/minになる．
ミリスロールは0.5mg/mlなので，0.5 μg/kg/minになる．
ほかも例外なくすべて同じである．あとは体重，および投与レートを比例計算すればいいだけである．
たとえば，カタボンを70kgの人に3 μg/kg/min投与したければ3.0×1.4＝4.2ml/hr必要である．

この理屈さえわかっておけば，何回かやっているうちにすぐに素早く計算できるようになるだろう．特にヘルツの麻酔ではもたもた計算などしているヒマはない．

◆◆◆％濃度で表記されている溶液中の内容量の計算方法

ここに２％キシロカイン 10mlあるとする．これは何mgのキシロカインが含まれているのだろうか？
計算は簡単だ．

2％×10ml×10＝200mg　となる．
　10を乗じるところが肝心で，これを忘れると1桁変わってしまうので注意．
　なぜ10を掛けるかというと，
　1％＝0.01g/ml＝10mg/ml　だからです．
　特にこの計算が必要になるのが，グルコース・インシュリン療法を行うときである．
　グルコース 5g/hrに対してインシュリン 1U/hrで持続投与する場合だが，糖液（ツッカー）は％表示しかされていない．
　50％糖液 10ml/hr で5g/hrとなるのだが，その計算は以下の通りである．
　50％×10ml×10＝5,000 mg
　くれぐれも10をかけ忘れないようにしよう．

◆◆◆人工呼吸器の設定についての考え方

　人工呼吸器の設定項目は基本的に3つである．
　VT（1回換気量）　RR（呼吸回数）　I：E比（吸気相：呼気相）
　SpO_2とEtCO$_2$，PIP（気道内圧）をみながら，この3つの値をより最適な設定にあわせていく作業が必要である．準備のときに，おおまかにVT＝10ml/kg　RR=10　I：E比＝1：2にしておくが，これはあくまで目安にしか過ぎない．
　SpO_2（SaO_2）は通常，ほとんどFIO_2にしか依存していないので呼吸器の設定にはあまり関与しない．
　しかし，呼気終末二酸化炭素濃度 EtCO$_2$（正確にはPaCO$_2$）は分時換気量（VE＝VT×RR）に大きく依存するため，呼吸器の設定が重要になってくる．
　CO_2を飛ばすためには，単にRRを増やせばいいと思っているのなら大きな間違いで，それによってVTが下がるようならVEは変化せず，EtCO$_2$はまったく変わらない．オペ室によって何種類かの人工呼吸器があるが，RRを増やすと自動的にVEが一定になるようにVTを減らす機械があるので要注意．

さらに，VEさえ一定ならVTとRRがどんな値でもいいかというとそうではない．

RRが大きすぎると，解剖学的死腔を気体が往復するだけで，まったく換気できないし，VTが大きすぎると，膨らみすぎた風船と同じで，PIPが上がりすぎてしまう．

いろいろな条件を考慮しながら，なるべく早く最適な換気条件に合わせるようにしよう．

◆◆◆究極の＜ヘルツ準備表＞

注）止血困難・pump後の心機能立ち上がり不良などにより，夜9時を回るオペになっても籠城できるケースを想定した準備表です．これらが常時必要なわけではありません．

機　　材
シリンジポンプ×8〜10台
　　＊ICUまたは病棟までバッテリーで移動するため，充電は必ずチェック．
　　＊オペ室，機材室にあまり台数がない場合は，ICUへの出入り口付近の棚に置かれていることがあります．

圧トランスデューサー　3チャンネル (ch)
　　(Ganzがいらなければ2 chでよい．大血管置換なら5 chのときもある．術式により随時変更．ただし，5 ch目はモニターに数値のみで波形は出ません)
　　＊それぞれのチャンネルに3活を1つずつ追加する (Cardioplesiaの圧ラインは，通常PAラインを用います．Pump中はPA圧を出す必要がないからです)．

輸血回路
　　(コイルの後に高速輸血回路の迂回路を作っておくと便利．)

自己血回収パック (400ml)×3
　　＊オペ開始前のHb値に応じて採取する量は変わります．

ペースメーカー
ヘモクロン Jr. とカートリッジ（大量）
　中枢セット（赤3活，青3活それぞれ3つにする）←余裕があれば開封して準備．
Swan‐Ganz（通常は Opti Q）←同上
　＊準備のときにPAのラインに細長い延長チューブを付けます．
シース（ARROWS）←同上
A‐line セット
　（awakeでとることも考慮して局麻用1％キシロカインを末梢セットと別に用意．）
　＊血管置換なら2セット必要なこともある．
分離肺換気をするなら‥‥ダブルルーメンチューブ・細い気管支ファイバー・光源・CPAP
　＊Ope後に挿管チューブを入れ替えるのでその準備も必要．

補充薬剤
ヘルツトレー，HANP×2，PGE_1×1，マスキュラ×3，PPF×10，$CaCl_2$×5，ディプリバン×3，生食（20ml）×5，トランサミン×3（pump後の抗線溶のため）
　＊ミルリーラはヘルツトレーに1A常備されることになりました．
　＊メイロン（250ml）は13・15番の部屋（心臓外科手術を行う部屋）には3本ずつ置かれています．

大量補充備品
1，10，20，50mlシリンジ，血ガス用のシリンジ，赤・青三方活栓，アイセット・プラグ，細い延長チューブ（500mm・100mm），鋭針・鈍針

ヘルツで特にひいておく薬
カタボン（50ml）←アイセットをつけておく．

ディプリバン：pump中 3～5 mg/kg/hrで持続投与することも多い．
ヘパリン生食（20ml）：置いておくと何かと便利．

pump後に必要なことが多いので前もってひいておくと便利な薬
プロタミン（20ml）←基本的にはヘパリンの投与量と等量をまず投与します．さらに追加投与することもあるのでそのつもりで．
　　＊ただし，ヘパリン化されてない血液に投与すると大事故につながるので，ひくのはヘパリンを投与した後にしましょう．
$CaCl_2$（20ml）
　　＊止血困難が予想される（＝MAP大量投与）なら2，3本ひいておいた方が楽．
メイロン（50ml）←同上
　　＊20mlの少量投与で，補正が必要なケースはあまりなさそうです．
KCl（20ml）←pump後が尿量が確保できて持久戦になりそうなら
　　＊ICUに行くことを念頭に置いて，中枢からの投薬は基本的にアイセットを使ったほうがいいです．
　　＊遠いところのシリンジポンプからだと，長い延長チューブ2本でないと届かないことがあるので注意．
　　＊pump前のバランスは必ず書いておく（特に尿量はあとからでは分からなくなるので注意）．
　　＊pump中のバランス・pump時間・arrest時間はポンプ係の人が帰ってしまう前に必ず聞いておく．
　　＊Dideco血の回収，返血した場合，返血した量はblood loss，transfusionに入らないので注意．しかし，返血しなかったときは出血になります．

索引

A	ABOメジャー不適合 158		Metabolic equivalent level 63
	ACC/AHAのガイドライン 62		Middle approach 36
	anoxic spell 53	N	NO 49, 162
	ATP感受性Kチャンネル 17		non-dependent lung 94, 95
	autoregulation 43	O	Off pump CABG 43
	awake test 112		OLV 93
C	Ca blocker 34		one lung ventilation 93, 95
	Canadian class 63		OPCAB 43
	Caチャンネル 15	P	paramedian 22
	CCAM 86		paramedian approach 24, 26, 27
	Childの分類 124		PFO 101
	Clipping 117		Phosphodiesterase III 阻害薬 20
	coronary steal 11		PPHN 82
	crash induction 88, 116, 140, 141, 142, 143		preconditioning 45
	cricoid pressuire 116, 143	R	RA 111
	Cushing症候群 136		Reexpansion pulmonary edema 96
D	dependent lung 93, 94, 95	S	slow induction 76
F	Fallot四徴症 54		STA-MCA吻合術 118
	First track anesthesia 45	T	test dose 24
	Fontan Circulation 55, 56		third space 95
	full stomach 87, 88, 160		Total Circulation Arrest 59
G	Grossの分類 83		TUR-BT 104
H	Hardy operation 118		TUR-P 103
	HELLP症候群 89		TURP syndrome 103
	HFO 82, 83		
	High approach 36, 37, 38		
	HPV 96		
I	ICG試験 124		
	ischemic preconditioning 17		
L	loss of resistance 24, 25		
	low approach 36		
	LVAS 49, 50, 159		
M	MAPCA 54		
	median approach 22, 23		
	MET 63		

あ

亜硝酸剤 34
アタラックスP 2
アドレナリン 14
アトロピン 35
アネキセート 9
α_1アゴニスト 12

い

イソゾール　3
イソソルビド　17, 70
イソフルレン　11
イソプロテレノール　15, 39
一酸化窒素　49, 83, 162
イノバン　13, 39
胃瘻造設　84

う

植え込み式ペースメーカー　66

え

永久気管瘻　132
エチフレリン　12, 39
エピネフリン　14, 39
エフェドリン　13, 39
エホチール　12, 39
エスモロール　19
塩酸モルヒネ　3, 6

お

オノアクト　18
オルプリノン　20

か

外頸静脈　36
解離性上行峡部大動脈瘤　60
ガス塞栓症　101
かぜ症候群　79
片肺換気　58, 94
カタボン　13, 39
褐色細胞腫　133
緩徐導入　76
冠スパスム　48
関節リウマチ　111
肝臓移植　150
冠動脈疾患　43, 62, 69, 141

き

奇異塞栓　101
気管切開　132
キシロカイン　5
気道異物　131
気腹　100
急性伝染病　80
仰臥位低血圧症候群　89
緊急手術　59, 140

け

経食道エコー　45
経尿道的前立腺切除術　103
経尿道的膀胱腫瘍摘出術　104
頸部硬膜外ブロック　26
ケタミン　4
ケタラール　4
原発性アルドステロン症　135

こ

コアテック　20
抗凝固剤　35
高血圧　33
抗血栓剤　35
抗コリンエステラーゼ　9, 97
甲状腺機能亢進症　135
喉頭浮腫　78
高頻度振動換気法　82
硬膜外麻酔　21
鼓室形成術　131
混合静脈血酸素濃度　45

さ

サイアミラール　3
臍帯静脈　80
臍帯ヘルニア　86
再膨張性肺水腫　96
サクシニルコリン　8, 116
サクシン　8

索引 187

鎖骨下静脈　36
左室補助人工心臓　49, 159
左房血栓　34

し

ジアゼパム　1, 4, 35
ジエステラーゼIII阻害薬　20
ジギタリス　34
シグマート　17, 70
シャント　155
十二指腸閉鎖症　85
主要動脈－肺動脈側副動脈　54
循環血液量　87
笑気　10, 90
食道癌　120, 122
食道閉鎖症　83
ジルチアゼム　16, 43, 70
腎移植　153
人工心臓　159
心室中隔欠損　51, 53
新生児遷延性肺高血圧症　82
心臓移植　159
心タンポナーデ　60
心内シャント　53
心房細動　34
心房性利尿ホルモン　107
心房中隔欠損　51, 53

す

水中毒　103
頭蓋内圧亢進症　115
ステロイドカバー　111

せ

脊椎麻酔　29, 88
セボフルレン　11
セボフレン　11
セルシン　1, 4
選択的β_1刺激薬　18
先天性横隔膜ヘルニア　80, 83
先天性肺嚢胞症　86

そ

挿管困難　111
僧帽弁狭窄症　40
僧帽弁閉鎖不全症　40

た

胎児循環　80
大動脈弓離断症　55
大動脈縮窄症　55
大動脈閉鎖不全症　42
大動脈弁狭窄症　41
タニケット　110
多発性内分泌腺腫症　136
ダブルルーメンチューブ　92

ち

チアノーゼ　53

て

帝王切開　87
低酸素性肺血管収縮　96
ディプリバン　5
デカドロン　78
テトカイン　31
電気的ペーシング　162

と

糖尿病　33, 138
洞房結節　34
動脈管開存　51
ドパミン　13, 39
ドブタミン　14, 39
ドブトレックス　14, 39
ドルミカム　1, 5
ドロペリドール　2
ドロレプタン　2

な

内頸静脈　35, 36, 38
内頸動脈内膜剥離術　118

ナロキソン　10

に

ニカルジピン　15
ニコランジル　17, 43, 70
ニトプロ　18
ニトロール　17, 70
ニトログリセリン　16, 43, 70, 162
ニトロプルシッド　18

ね

ネオシネジン　12, 39
ネオスチグミン　9

の

脳血管障害　33
脳動脈カテーテル　35, 38
ノルアドレナリン　14, 39
ノルエピネフリン　1, 39

は

肺移植　145
肺動脈狭窄　53
肺動脈閉鎖　54
パンクロニウム　8, 35
ハンプ　107

ひ

肘静脈　36
ヒドロキシジン　2

ふ

ファロー四徴症　53
フェニレフリン　12, 39
フェンタニル　6, 35
フェンタネスト　6
フォーレン　11
腹臥位　112
副甲状腺機能亢進症　136
腹腔鏡　99

ブプレノルフィン　7
フルストマック　140
フルマゼニル　9
ブレビブロック　19
プロスタグランディンE_1　18, 162
プロスタンディン500　18
プロタノール　15, 39
プロポフォール　5
分離肺換気　95, 121

へ

閉鎖神経ブロック　104
βアゴニスト　12, 14
β刺激薬　15
β_1遮断薬　19
β blocker　34
ベクロニウム　7, 35
ペルジピン　15
ヘルベッサー　16
ベンゾジアゼピン　1, 9
ペンタジン　7
ペンタゾシン　7

ほ

膀胱全摘・回腸導管　105
房室結節　34
ボスミン　14, 39

ま

マーカイン
　0.5%高比重マーカイン　31
マイクロラリンゴ　130
マイテラーゼ　97
マイルズ手術　127
マスキュラックス　7
慢性腎不全　155

み

ミオブロック　8
未熟児網膜症　82
ミダゾラム　1, 5, 35

索　引

μ受容体　10
ミリスロール　16
ミリリーラ　20
ミルリノン　20

め

メキサン　12, 39
メトキサミン　12, 39

も

網膜剥離　129
モルヒネ　35

ゆ

幽門狭窄症　85

よ

腰部硬膜外ブロック　26
予防接種　74, 79

ら

ラリンジアルマスク　132
卵円孔開存症　101
ランジオロール　18, 71

り

利尿剤　34
リバース　9
硫酸アトロピン　3
緑内障　129
輪状軟骨　88

れ

レーザー手術　130
レペタン　7

わ

ワゴスチグミン　9

おわりに

　"序にかえて"のところに述べたように，このマニュアルのもとになった原稿の多くは現在および歴代の大阪大学麻酔科のスタッフにより書かれ，改訂されてきたものである．私の記憶が正しければ，谷上博信先生(現，大阪府立成人病センター麻酔科医長)が研修医の世話役をされていた頃にこの原形となるマニュアル作りが始まったと思う．残念ながら，今となっては誰がどの項目を担当したかはわからない．最後に，その頃からの歴代および現在の大阪大学麻酔科スタッフの名前を以下に挙げて謝意を表したい(五十音順)．

　安部　和夫(桜橋渡辺病院麻酔科)
　井上　隆弥(大阪大学麻酔科)
　内田　一郎(大阪大学麻酔科)
　上山　博史(大阪大学附属病院手術部)
　上林　卓彦(大阪大学麻酔科)
　木下　陽子(東京女子医科大学麻酔科)
　高階　雅紀(大阪大学附属病院手術部)
　柴田　政彦(大阪大学麻酔科)
　渋田　達史(大阪大学麻酔科)
　清水　唯男(シミズクリニック)
　高内　祐司(国立循環器病センター麻酔科)
　高田　幸治(市立豊中病院麻酔科)
　竹之下　真(滋賀医科大学麻酔科)
　谷上　博信(大阪府立成人病センター麻酔科)
　谷口　晃啓(宮城こども病院麻酔科)
　萩平　哲(大阪大学麻酔科)
　林　英明(関西労災病院麻酔科)
　春名　優樹(春名クリニック)
　平田　隆彦(国立病院大阪医療センター麻酔科)
　真下　節(大阪大学麻酔科)
　吉矢　生人(星ヶ丘厚生年金病院)

（　）内に現在の所属

	研修医のための 実践 臨床麻酔マニュアル	ISBN4-8159-1695-0 C3047

平成16年8月20日　第1版発行

監　修	真　下　　　節
編　著	林　　　行　雄
発行者	松　浦　三　男
印刷所	服部印刷株式会社
発行所	株式会社　永　井　書　店

〒553-0003　大阪市福島区福島8丁目21番15号
☎ (06) 6452-1881 (代表) / ファクス (06) 6452-1882

東京店
〒101-0062　東京都千代田区神田駿河台2-10-6
☎ 03 (3291) 9717 (代表) / ファクス 03 (3291) 9710

Printed in Japan　　　　　　　　　　　　　　©HAYASHI Yukio, 2004

- 本書の複製権・翻訳権・上映権・譲渡権・公衆送信権（送信可能化権を含む）は，株式会社永井書店が保有します．
- |JCLS|＜(株)日本著作出版権管理システム委託出版物＞
  本書の無断複写は著作権法上での例外を除き禁じられています．複写される場合には，その都度事前に(株)日本著作出版権管理システム(電話03-3817-5670, FAX03-3815-8199)の許諾を得て下さい．